DUKAN-DIÄT 2025

110 Neue Leckere Rezepte für jede Phase, sicheres Abnehmen, praktische Tipps für Nachhaltigen Erfolg

KLARLOCK

HAFTUNGSAUSSCHLUSS

Bitte beachten Sie, dass der Inhalt dieses Buches auf persönlichen Erfahrungen und verschiedenen Informationsquellen basiert. Dieses Buch soll nützliches und informatives Material zu den in der Veröffentlichung behandelten Themen bereitstellen. Der Verkauf erfolgt unter der Voraussetzung, dass der Autor und der Herausgeber keine persönlichen medizinischen, gesundheitlichen oder anderen professionellen Dienstleistungen im Zusammenhang mit dem Buch erbringen. Der Leser sollte seinen Arzt, Gesundheitsdienstleister oder eine andere kompetente Fachkraft konsultieren, bevor er die Vorschläge in diesem Buch übernimmt oder Schlussfolgerungen zieht. Der Autor und der Herausgeber lehnen ausdrücklich jede Verantwortung für jegliche Haftung, Verluste oder Risiken persönlicher oder sonstiger Art ab, die sich direkt oder indirekt aus der Nutzung und Anwendung der Inhalte dieses Buches ergeben.

NOTIZ

Wenn wir in diesem Buch von einer „Tasse" als Maßeinheit für Zutaten sprechen, meinen wir die Verwendung einer normalen Küchentasse mit einem Fassungsvermögen von etwa 2 Millilitern. Um die richtigen Mengen an Zutaten zu erhalten, ist es wichtig, einen Messbecher zu verwenden. Wenn Sie keinen Messbecher haben, können Sie einen Messbecher mit Skala verwenden und dabei darauf achten, dass die angegebenen Proportionen korrekt eingehalten werden. Hier sind einige Beispiele: 1 Tasse Mehl 100 gr. 1 Tasse Reis 200 gr. 1 Tasse Quinoa 200 g. Es wird empfohlen, die trockenen Zutaten in der Tasse mit einem Spatel oder einer Messerklinge auszugleichen, um eine genaue Messung zu erhalten. Bei flüssigen Zutaten empfiehlt es sich, den Becher bis zum Rand zu füllen, ohne zu quetschen oder Lücken zu hinterlassen.

KREUZFAHRTPHASE

KONSOLIDIERUNGSPHASE

STABILISIERUNGSPHASE

REZEPTE ERSTEN GÄNGE

ANGRIFFSPHASE

KREUZFAHRTPHASE

KONSOLIDIERUNGSPHASE

STABILISIERUNGSPHASE

KONSOLIDIERUNGSPHASE

STABILISIERUNGSPHASE

BEILAGEN REZEPTE

ANGRIFFSPHASE

KREUZFAHRTPHASE

KONSOLIDIERUNGSPHASE

STABILISIERUNGSPHASE

VOLLSTÄNDIGE EINFÜHRUNG IN DIE DUKAN-DIÄT

Willkommen bei der Dukan-Diät 2025, einem aktualisierten und umfassenden Leitfaden zum Erreichen Ihrer Gewichtsabnahme- und Gesundheitsziele durch einen wissenschaftlich erprobten und nachhaltigen Ansatz. Die Dukan-Diät wurde 1972 von Dr. Pierre Dukan gegründet und hat aufgrund ihrer Wirksamkeit bei der Förderung der Gewichtsabnahme ohne Einbußen bei Gesundheit oder Ernährungszufriedenheit auf der ganzen Welt an Popularität gewonnen. Im Laufe der Jahre war die Dukan-Diät Gegenstand laufender Forschung und Entwicklung und Anpassung auf die Bedürfnisse und neuesten wissenschaftlichen Erkenntnisse im Bereich Ernährung und Gesundheit einzugehen. In dieser Ausgabe 2025 werden wir die Grundprinzipien der Dukan-Diät, ihre vier charakteristischen Phasen und Strategien für langfristigen Erfolg untersuchen.

Durch die Balance zwischen magerem Eiweiß, Gemüse und dem schrittweisen Nachschub anderer Nahrungsmittel fördert die Dukan-Diät nicht nur die Gewichtsabnahme, sondern auch den Aufbau gesunder und nachhaltiger Essgewohnheiten. Jede Phase des Programms ist darauf ausgelegt, einen schrittweisen, kontrollierten Fortschritt zu ermöglichen, der es Ihrem Körper ermöglicht, sich anzupassen und dauerhafte Ergebnisse zu erzielen. In diesem Buch werden wir jeden Aspekt der Dukan-Diät 2025 im Detail untersuchen und praktische Ratschläge und Tipps für den Erfolg geben Erfahrungsberichte von denen, die diesen Ansatz angenommen und ihr Leben verändert haben. Egal, ob Sie neu in der Dukan-Diät sind oder Ihr Wissen vertiefen möchten, dieses Buch wird Ihr zuverlässiger Leitfaden auf Ihrem Weg zu einem gesünderen und erfüllteren Leben sein.

WAS IST DIE DUKAN-DIÄT

Die Dukan-Diät ist eine proteinreiche Diät, die vom französischen Arzt Pierre Dukan entwickelt wurde. Die Diät gliedert sich in vier Phasen:

Phase 1: Angriff

Diese Phase dauert 2 bis 7 Tage und beinhaltet den Verzehr unbegrenzter magerer Proteine wie Fleisch, Geflügel, Fisch, Eier und Tofu.

Bild von Phase 1 Dukan-Diät-AngriffWird in einem neuen Fenster geöffnet

Phase-1-Angriff der Dukan-Diät

Gemüse ist zu diesem Zeitpunkt nicht erlaubt. Ziel ist es, in dieser Phase möglichst viel Gewicht zu verlieren.

Phase 2: Kreuzfahrt

Diese Phase dauert so lange, bis Sie Ihr Wunschgewicht erreicht haben.

In dieser Phase wechseln Sie Tage mit unbegrenzt magerem Eiweiß (PP-Tage) mit Tagen ab, an denen Sie mageres Eiweiß und Gemüse essen können (PV-Tage).

Phase 2 Dukan-Diät-Kreuzfahrt Ein Beispiel für einen PP-Tag besteht darin, nur gegrilltes Hähnchen zu essen, während ein Beispiel für einen PV-Tag darin besteht, gegrilltes Hähnchen mit gedünstetem Gemüse zu essen. Ziel ist es, weiterhin Gewicht zu verlieren, jedoch langsamer.

Phase 3: Konsolidierung

Diese Phase dauert 10 Tage für jedes in Phase 2 verlorene Pfund. In dieser Phase werden Kohlenhydrate, Obst und Gemüse schrittweise wieder aufgenommen. Ziel ist es, eine Gewichtszunahme zu verhindern.

Phase 4: Stabilisierung

Diese Phase dauert ewig. In diesem Stadium können Sie frei essen, es ist jedoch wichtig, gesunde Lebensmittel zu wählen und regelmäßig Sport zu treiben.

Phase 4 Stabilisierung der Dukan-Diät

Ziel ist es, das erreichte Gewicht zu halten.

Hier sind einige der potenziellen Vorteile der Dukan-Diät: Schneller Gewichtsverlust Verbesserte Blutzuckerkontrolle Reduziertes Risiko für Herz-Kreislauf-Erkrankungen Erhöhtes Sättigungsgefühl Erhöhte Energie Die Dukan-Diät ist eine effektive Möglichkeit, Gewicht zu verlieren, aber es ist wichtig, sich möglicher Risiken und Nebenwirkungen bewusst zu sein. Die Ernährung ist proteinreich und kohlenhydratarm, was zur Ketose führen kann, einem Zustand, bei dem der Körper Fett anstelle von Zucker zur Energiegewinnung verbrennt. Die Diät ist nicht für jeden geeignet. Personen mit Erkrankungen wie Nieren- oder Lebererkrankungen sollten diese Diät nicht befolgen. Schwangere oder stillende Frauen sollten diese Diät nicht befolgen. Es ist wichtig, vor Beginn einer neuen Diät einen Arzt zu konsultieren.

VORTEILE DER DUKAN-DIÄT

Die Dukan-Diät bietet eine Reihe von Vorteilen für diejenigen, die das Programm gewissenhaft befolgen. Hier sind einige der Hauptvorteile: 1. Schneller Gewichtsverlust: Die Diät soll einen schnellen Gewichtsverlust fördern, insbesondere während der Angriffsphase, in der sie sich auf die Aufnahme magerer Proteine konzentriert. 2. Reduzierter Appetit: Der hohe Proteingehalt der Ernährung kann dazu beitragen, den Appetit zu reduzieren und ein größeres Sättigungsgefühl zu fördern, wodurch das Verlangen nach übermäßigem Naschen verringert wird. 3. Muskelmasse erhalten: Der Schwerpunkt der Ernährung liegt auf der Proteinzufuhr, die für den Erhalt der Muskelmasse beim Abnehmen entscheidend ist. 4. Strukturiertes Programm: Die Diät ist in vier verschiedene Phasen unterteilt, jede mit spezifischen Zielen und klaren Richtlinien und bietet so Struktur und Planung für Ihren Weg zur Gewichtsabnahme.

5. Ernährungserziehung: Die Diät fördert das Lebensmittelbewusstsein und die Nährstofferziehung und hilft den Teilnehmern, die Auswirkungen von Lebensmitteln auf ihre Gesundheit und ihr Gewicht besser zu verstehen. 6. Förderung eines gesunden Lebensstils: Neben der Gewichtsabnahme fördert die Dukan-Diät auch die Annahme eines gesunden Lebensstils durch den Verzehr nährstoffreicher Lebensmittel, regelmäßige körperliche Aktivität und langfristige Gewichtserhaltung. 7. Community-Unterstützung: Viele Menschen, die die Dukan-Diät befolgen, finden Unterstützung und Motivation durch Online-Communities und Gruppentreffen, die ihnen helfen können, motiviert zu bleiben und ähnliche Erfahrungen mit anderen zu teilen. Denken Sie immer daran, vor Beginn eines Diätprogramms, einschließlich der Dukan-Diät, einen Arzt zu konsultieren, um sicherzustellen, dass es sicher und für Ihre individuellen Bedürfnisse geeignet ist.

DIE VIER PHASEN DER DUKAN-DIÄT

Die Dukan-Diät ist in vier verschiedene Phasen unterteilt, die jeweils darauf ausgelegt sind, bestimmte Ziele auf Ihrem Weg zur Gewichtsabnahme und -erhaltung zu erreichen. Hier ein Überblick über die vier Phasen der Dukan-Diät:

1. ANGRIFFSPHASE:

Dies ist die Anfangsphase der Diät, in der Sie sich für einen begrenzten Zeitraum darauf konzentrieren, nur magere Proteine zu sich zu nehmen. Das Hauptziel dieser Phase besteht darin, den Gewichtsverlust schnell einzuleiten, indem der Körper dazu gebracht wird, überschüssiges Fett zu verbrennen. Diese Angriffsphase dauert in der Regel 2 bis 7 Tage, abhängig vom zu verlierenden Gewicht und den individuellen Bedürfnissen.

2. KREUZFAHRTPHASE:

In dieser Phase werden nach und nach eiweißfreie Lebensmittel wie Gemüse eingeführt, um mit der Zeit eine ausgewogenere und nachhaltigere Ernährung zu erreichen. Wechseln Sie zwischen reinen Protein-Tagen und Protein-mit-Gemüse-Tagen. Dieser Wechselzyklus wird fortgesetzt, bis Sie Ihr Wunschgewicht erreicht haben. Die Dauer dieser Phase hängt davon ab, wie viel Gewicht Sie verlieren möchten.

3. KONSOLIDIERUNGSPHASE:

Ziel dieser Phase ist die Stabilisierung und Konsolidierung der in den vorherigen Phasen erzielten Ergebnisse. In dieser Phase werden Lebensmittel wie Obst, Vollkornkohlenhydrate, Käse sowie zusätzliche Portionen Proteine und Gemüse nach und nach wieder eingeführt. Die Dauer dieser Phase wird anhand des Gewichtsverlusts in den vorherigen Phasen berechnet.

4. STABILISIERUNGSPHASE:

Dies ist die letzte Phase der Diät, in der Sie lernen, Ihr erreichtes Gewicht langfristig zu halten. Zu diesem Zeitpunkt gibt es keine strengen Lebensmittelbeschränkungen, aber es ist wichtig, einige grundlegende Richtlinien zu befolgen, wie z. B. einen Tag pro Woche, an dem nur Proteine gegessen werden, drei Esslöffel Haferkleie pro Tag und regelmäßige Bewegung. Die Stabilisierungsphase soll Ihr ganzes Leben lang eingehalten werden, um ein Gleichgewicht zwischen Ihrer Ernährung und einem gesunden Lebensstil aufrechtzuerhalten. Diese vier Phasen bilden das Herzstück der Dukan-Diät und bieten eine Struktur und einen schrittweisen Fortschritt, um Menschen dabei zu helfen, ihre Gewichtsverlustziele effektiv und nachhaltig zu erreichen.

LEBENSMITTEL, DIE MAN ESSEN UND VERMEIDEN SOLLTE

LEBENSMITTEL, DIE SIE WÄHREND DER DUKAN-DIÄT ESSEN SOLLTEN:

Angriffsphase (1-7 Tage):

Unbegrenztes mageres Protein: Fleisch (Rind, Kalb, Huhn, Truthahn, Kaninchen), Fisch (weiß, blau), Eier, Tofu.

Gemüse ist nicht erlaubt.

Kreuzfahrtphase (variabel):

Pure Protein (PP) Days: Unbegrenzt mageres Protein wie in der Attack-Phase.

Protein- und Gemüsetage (PV): Unbegrenzt mageres Protein + stärkearmes Gemüse (Spinat, Mangold, Brokkoli, Blumenkohl, Gurke, Tomaten). Konsolidierungsphase (10 Tage pro kg Verlust in Phase 2):

1 kostenlose Mahlzeit pro Woche: Eine Mahlzeit zu jedem Essen, in Maßen.

2 Tage PP pro Woche.

PV-Tage mit: 1 Portion Obst und 2 Portionen Vollkornbrot.

Stabilisierungsphase (für immer):

Essensfreiheit in Maßen: Wählen Sie gesunde und nahrhafte Lebensmittel und beschränken Sie Zucker, gesättigte Fette und verarbeitete Lebensmittel.

Beispiele für erlaubte Lebensmittel:

Fleisch: Mageres Rind- und Kalbfleisch, Hähnchen ohne Haut, Truthahn, Kaninchen, magerer Rohschinken, Bresaola.

Fisch: Weißfisch (Kabeljau, Seehecht, Scholle), Blaufisch (Makrele, Sardinen, Lachs), Krebstiere (Garnelen, Scampi).

Eier: Ganze Eier, Eiweiß.

Tofu: Natürlicher Tofu, Seidentofu.

Gemüse mit niedrigem Stärkegehalt: Spinat, Mangold, Brokkoli, Blumenkohl, Gurke, Tomaten, Fenchel, Paprika, Kürbis.

Obst (Konsolidierungs- und Stabilisierungsphase): Äpfel, Birnen, Erdbeeren, Himbeeren, Orangen, Grapefruits.

Vollkornbrot (Konsolidierungs- und Stabilisierungsphase): Vollkornbrot aus Vollkorngetreide, Roggen, Hafer.

Fette: Extra natives Olivenöl, Avocado, ölige Trockenfrüchte (in Maßen).

LEBENSMITTEL, DIE SIE BEI DER DUKAN-DIÄT MEIDEN SOLLTEN:

Alle Phasen:

Zucker und künstliche Süßstoffe: Süßigkeiten, Kekse, Kuchen, Eis, zuckerhaltige Getränke.

Raffiniertes Getreide: Weißbrot, Nudeln, Reis, Kekse, Cracker.

Hülsenfrüchte: Bohnen, Kichererbsen, Linsen.

Früchte (Angriffs- und Reisephase): Zuckerhaltige Früchte (Bananen, Weintrauben, Feigen), Trockenfrüchte.

Kartoffeln: Weiße Kartoffeln, Süßkartoffeln.

Fettkäse: Reife Käse, Streichkäse.

Fetthaltige Wurstwaren: Salami, Mortadella, Speck.

Alkoholische Getränke: Wein, Bier, Spirituosen.

Die vollständige Liste der erlaubten und verbotenen Lebensmittel in der Dukan-Diät kann je nach Phase und spezifischen individuellen Bedürfnissen variieren. Es ist immer ratsam, einen Arzt oder Ernährungsberater zu konsultieren, um Ihren Ernährungsplan an Ihre Bedürfnisse anzupassen und einen sicheren und gesunden Ansatz zur Gewichtsabnahme zu gewährleisten.

MAHLZEITEN MIT DER DUKAN-DIÄT PLANEN

Die Planung Ihrer Mahlzeiten ist ein wichtiger Aspekt für den Erfolg der Dukan-Diät. Wenn Sie Ihre Mahlzeiten im Voraus planen, können Sie eine gesunde Ernährungsauswahl treffen, Versuchungen vermeiden und auf dem Weg zu Ihren Abnehmzielen bleiben. Hier sind einige Tipps für die Planung von Mahlzeiten im Rahmen der Dukan-Diät:

1. Wählen Sie Ihre Phase:

Als Erstes müssen Sie feststellen, in welcher Phase der Dukan-Diät Sie sich befinden. Dies wirkt sich auf Ihre Lebensmittelauswahl und die Struktur Ihrer Mahlzeiten aus.

2. Erstellen Sie eine Einkaufsliste:

Sobald Sie wissen, welche Lebensmittel in Ihrer aktuellen Phase erlaubt sind, erstellen Sie eine detaillierte Einkaufsliste, um sicherzustellen, dass Sie alles haben, was Sie für die Zubereitung Ihrer Mahlzeiten benötigen. 3. Bereiten Sie Mahlzeiten im Voraus vor:

Nehmen Sie sich am Wochenende oder am Abend Zeit, um ein paar Mahlzeiten im Voraus zu kochen. Das spart Ihnen unter der Woche Zeit und hilft Ihnen, Ihre Ernährung einzuhalten.

4. Variieren Sie Ihre Auswahl:

Während sich die Dukan-Diät auf mageres Eiweiß und Gemüse konzentriert, ist es wichtig, die Auswahl zu variieren, um Langeweile zu vermeiden und sicherzustellen, dass Sie alle Nährstoffe erhalten, die Sie benötigen.

BEISPIELE FÜR ESSENSPLÄNE FÜR DIE DUKAN-DIÄT:

Angriffsphase (1-7 Tage):

Frühstück: Omelette mit Gemüse, griechischer Joghurt mit Haferkleie, Proteinshake.

Mittagessen: Gegrillter Hühnersalat mit Gemüse, gebackener Lachs mit Gemüse, Omelett mit Gemüse. Abendessen: Mageres Rindersteak mit gegrilltem Gemüse, gedünsteter Kabeljau mit Gemüse, sautierter Tofu mit Gemüse. Kreuzfahrtphase (variabel): Tage mit reinem Protein (PP): Dieselben Beispiele wie die Angriffsphase.

Protein- und Gemüsetage (PV): Fügen Sie zu jeder Mahlzeit eine Portion stärkearmes Gemüse hinzu. Konsolidierungsphase (10 Tage pro kg Verlust in Phase 2):

Frühstück: Gleiche Beispiele wie in der Kreuzfahrtphase.

Mittagessen: Gegrillter Hühnersalat mit Gemüse und Vollkornbrot, gebackener Lachs mit Gemüse und Vollkornreis, Omelette mit Gemüse und Vollkornbrot.

Abendessen: Mageres Rindersteak mit gegrilltem Gemüse und Süßkartoffeln, gedünsteter Kabeljau mit Gemüse und

Quinoa, sautierter Tofu mit Gemüse und brauner Reis. Stabilisierungsphase (für immer):

Frühstück: Griechischer Joghurt mit Obst und Müsli, Rührei mit Gemüse und Vollkornbrot, Protein-Smoothie mit Obst und Gemüse.

Mittagessen: Gegrillter Hühnersalat mit Gemüse und Vollkornbrot, gebackener Lachs mit Gemüse und braunem Reis, Quinoa mit Gemüse und Tofu.

Abendessen: Mageres Rindersteak mit gegrilltem Gemüse und Süßkartoffeln, gedünsteter Kabeljau mit Gemüse und Quinoa, sautierter Tofu mit Gemüse und brauner Reis.

Denken Sie daran, dass dies nur Beispiele sind und dass es wichtig ist, die Speisepläne auf Ihre individuellen Bedürfnisse und Vorlieben abzustimmen. Die Konsultation eines Arztes oder Ernährungsberaters kann hilfreich sein, um einen individuellen und sicheren Ernährungsplan für Sie zu erstellen.

INTEGRIEREN SIE BEWEGUNG IN IHREN DUKAN-DIÄTPLAN

Bewegung ist eine entscheidende Komponente für den Erfolg der Dukan-Diät und die langfristige Aufrechterhaltung eines gesunden Gewichts. Zusätzlich zur Förderung des Gewichtsverlusts bietet körperliche Aktivität zahlreiche gesundheitliche Vorteile, darunter:

Verbesserter Muskeltonus und -stärke, Erhöhter Stoffwechsel Verbesserte Stimmung und Energie Mehr Wohlbefinden und Selbstwertgefühl Hier sind einige Tipps, wie Sie Bewegung in Ihren Dukan-Diätplan integrieren können: 1. Wählen Sie Aktivitäten aus, die Ihnen gefallen: Wenn Sie Aktivitäten finden, die Ihnen Spaß machen, ist es wahrscheinlicher, dass Sie im Laufe der Zeit aktiv bleiben. Probieren Sie verschiedene Optionen wie Gehen, Laufen, Schwimmen, Radfahren, Tanzen, Yoga oder Mannschaftssportarten aus.

2. Beginnen Sie schrittweise:

Wenn Sie neu im Training sind, beginnen Sie mit kurzen Sitzungen und steigern Sie die Dauer und Intensität im Laufe der Zeit schrittweise. 3. Streben Sie an den meisten Tagen der Woche 30 Minuten moderate körperliche Aktivität an: Bei Bedarf können Sie die Aktivität in kürzere Sitzungen aufteilen. Sie können beispielsweise drei 10-minütige Sitzungen pro Tag durchführen. 4. Integrieren Sie Kraftübungen: Für Kraftübungen können Sie Hanteln, Widerstandsbänder oder Ihr eigenes Körpergewicht verwenden. 5. Hören Sie auf Ihren Körper: Wenn Sie sich müde oder wund fühlen, gönnen Sie sich einen Ruhetag oder reduzieren Sie die Intensität Ihres Trainings. 6. Finden Sie einen Trainingspartner: Mit einem Freund oder Familienmitglied zu trainieren kann mehr Spaß machen und motivierender sein. 7. Machen Sie Bewegung zu einem Teil Ihrer täglichen Routine:

Finden Sie Möglichkeiten, körperliche Aktivität in Ihren Tag zu integrieren, indem Sie beispielsweise die Treppe anstelle des Aufzugs nehmen oder weiter vom Geschäft entfernt parken.

8. Geben Sie nicht auf: Es wird Tage geben, an denen Sie keine Lust auf Training haben, aber es ist wichtig, durchzuhalten. Die Vorteile einer langfristigen körperlichen Betätigung sind die Mühe wert. Spezifische Übungen für die Dukan-Diät:

Angriffsphase (1–7 Tage): Konzentrieren Sie sich in dieser Phase auf Aktivitäten mit geringer Intensität wie langsames Gehen, leichtes Schwimmen oder Yoga.

Cruise-Phase (variabel): Erhöhen Sie schrittweise die Intensität und Dauer Ihres Trainings. Sie können Aktivitäten einschließen wie zügiges Gehen, leichtes Laufen, Radfahren oder Krafttraining mit leichten Gewichten.

Konsolidierungsphase (10 Tage pro kg Verlust in Phase 2): Fahren Sie mit einem regelmäßigen Trainingsprogramm fort, das sowohl Cardio- als auch Krafttraining umfasst.

Stabilisierungsphase (für immer): Behalten Sie einen aktiven Lebensstil mit mindestens 30 Minuten mäßiger körperlicher Aktivität an den meisten Tagen der Woche bei.

Ein Arzt oder Personal Trainer kann Ihnen dabei helfen, ein sicheres und effektives Trainingsprogramm für Sie zu erstellen. Wenn Sie Bewegung in Ihren Dukan-Diätplan integrieren, können Sie Ihre Abnehmziele erreichen und Ihre allgemeine Gesundheit verbessern. Finden Sie Aktivitäten, die Ihnen Spaß machen, fangen Sie klein an und steigern Sie im Laufe der Zeit schrittweise die Intensität und Dauer Ihres Trainings. Hören Sie auf Ihren Körper, integrieren Sie Bewegung in Ihren Alltag und geben Sie nicht auf!

TIPPS FÜR DEN ERFOLG DER DUKAN-DIÄT

Das Befolgen der Dukan-Diät kann eine wirksame Methode zum Abnehmen sein, es ist jedoch wichtig, dies auf gesunde und sichere Weise zu tun. Hier sind einige Tipps, um Ihre Erfolgschancen mit der Dukan-Diät zu erhöhen:

1. Konsultieren Sie Ihren Arzt:

Bevor Sie mit der Dukan-Diät beginnen, ist es wichtig, dass Sie Ihren Arzt konsultieren, um sicherzustellen, dass sie für Sie richtig ist. Ihr Arzt kann Ihren Gesundheitszustand beurteilen und Sie individuell beraten.

2. Befolgen Sie die Richtlinien jeder Phase:

Die Dukan-Diät ist in vier Phasen unterteilt, von denen jede ihre eigenen spezifischen Regeln und Einschränkungen hat. Es ist wichtig, die Richtlinien jedes Schritts sorgfältig zu befolgen, um die besten Ergebnisse zu erzielen und das Risiko von Nebenwirkungen zu verringern.

3. Viel Wasser trinken:

Viel Wasser zu trinken ist wichtig für Ihre allgemeine Gesundheit und besonders wichtig während der Dukan-Diät. Wasser trägt dazu bei, den Körper mit Feuchtigkeit zu versorgen, Giftstoffe auszuscheiden und das Hungergefühl zu reduzieren.

4. Nehmen Sie genügend Ballaststoffe zu sich: Ballaststoffe sorgen für ein Sättigungsgefühl und unterstützen die Verdauung. Die Dukan-Diät enthält eine erhebliche Menge Protein, was das Verstopfungsrisiko erhöhen kann. Die Einnahme von Ballaststoffpräparaten oder der Verzehr von ballaststoffreichen Lebensmitteln wie Gemüse mit niedrigem Stärkegehalt kann helfen, diesem Problem vorzubeugen.

5. Achten Sie auf Ihre Salzaufnahme: Eine häufige Nebenwirkung der Dukan-Diät ist Dehydrierung, die zu Verstopfung und Müdigkeit führen kann. Um diese Probleme zu vermeiden, ist es wichtig,

die Salzaufnahme während der Ernährung
zu reduzieren.

6. Verfolgen Sie Ihren Fortschritt:

Das Verfolgen Ihres Gewichts und Ihres
Wohlbefindens kann Ihnen dabei helfen,
motiviert zu bleiben und zu beurteilen, ob
die Diät für Sie funktioniert.

7. Nicht aufgeben:

Gewichtsverlust erfordert Zeit und Mühe. Es
wird Tage geben, an denen Sie vielleicht
entmutigt sind, aber es ist wichtig, nicht
aufzugeben. Konzentrieren Sie sich auf Ihre
langfristigen Ziele und befolgen Sie
weiterhin Ihren Diät- und Trainingsplan.

8. Suche nach Unterstützung:

Die Unterstützung von Freunden, Familie
oder einer Online-Gruppe kann Ihnen dabei
helfen, auf Kurs zu bleiben und
Herausforderungen zu meistern.

9. Hören Sie auf Ihren Körper:

Wenn Sie sich müde oder schwach fühlen oder andere negative Nebenwirkungen haben, ist es wichtig, auf Ihren Körper zu hören und sich auszuruhen oder Ihren Ernährungsplan zu ändern. 10. Machen Sie die Dukan-Diät nicht zu einem langfristigen Lebensstil:

Die Dukan-Diät ist ein kurzfristiges Programm zur Gewichtsreduktion und nicht dazu gedacht, für immer befolgt zu werden. Sobald Sie Ihr Zielgewicht erreicht haben, ist es wichtig, auf eine gesunde, ausgewogene Ernährung umzusteigen, die eine Vielzahl nährstoffreicher Lebensmittel umfasst.

Wenn Sic diese Tipps befolgen, können Sie Ihre Erfolgschancen mit der Dukan-Diät erhöhen und Ihre Abnehmziele auf sichere und gesunde Weise erreichen.

ERFOLGSGESCHICHTEN UND REFERENZEN

Die Dukan-Diät hat vielen Menschen dabei geholfen, ihre Abnehmziele zu erreichen. Hier sind einige Erfolgsgeschichten und Erfahrungsberichte von Menschen, die positive Erfahrungen mit dieser Diät gemacht haben:

1. Maria:

„Ich habe mit der Dukan-Diät 20 kg abgenommen und fühle mich besser als je zuvor! Zuerst war ich etwas skeptisch, aber ich habe beschlossen, es auszuprobieren, und ich habe es nicht bereut. Ich habe die Richtlinien sorgfältig befolgt und seitdem sofort Ergebnisse gesehen." Ich habe nicht nur abgenommen, sondern habe auch mehr Energie und fühle mich selbstbewusster. Ich kann die Dukan-Diät jedem wärmstens empfehlen, der auf gesunde und sichere Weise abnehmen möchte.

2. Markieren Sie:

„Ich war jahrelang übergewichtig und hatte viele Diäten erfolglos ausprobiert. Dann entdeckte ich die Dukan-Diät und fand endlich eine Diät, die für mich funktionierte. Ich habe in 3 Monaten 15 kg abgenommen und mein neues Gewicht über ein Jahr lang gehalten: Die Dukan-Diät." hat mir beigebracht, gesunde Ernährungsentscheidungen zu treffen und eine gesündere Beziehung zum Essen zu haben.

3. Anna:

Die Dukan-Diät hat mir geholfen, meinen Lebensstil zu ändern und ein gesünderer und glücklicherer Mensch zu werden. Ich habe 30 kg abgenommen und mehr Selbstvertrauen gewonnen. Jetzt treibe ich gerne Sport und koche gerne gesundes Essen. Die Dukan-Diät war ein Wendepunkt in meinem Leben und ich würde sie um keinen Preis ändern."

4. Roberto:

„Ich war ein emotionaler Esser und tröstete mich oft mit Essen. Die Dukan-Diät half mir, meine emotionalen Auslöser zu erkennen und gesündere Strategien zur Stressbewältigung zu entwickeln. Ich habe 20 Pfund abgenommen und gelernt, zu essen, um meinen Körper zu nähren, nicht meine Gefühle. Die Dukan-Diät gab mir die Werkzeuge, die ich brauchte, um meine Beziehung zum Essen zu ändern und meine geistige Gesundheit zu verbessern.

5. Laura:

„Ich habe die Dukan-Diät befolgt, um mich auf meine Hochzeit vorzubereiten, und ich hätte mir nichts Besseres wünschen können! Ich habe in zwei Monaten 8 kg abgenommen und fühlte mich in meinem Hochzeitskleid wunderschön. Die Dukan-Diät gab mir die Energie und das Selbstvertrauen, die ich brauchte Genießen Sie meinen besonderen Tag in vollen Zügen.

Ich kann die Dukan-Diät allen Bräuten wärmstens empfehlen, die sich an ihrem wichtigsten Tag rundum wohlfühlen möchten.

Es ist wichtig zu beachten, dass es sich hierbei nur um einige Erfahrungsberichte handelt und die einzelnen Ergebnisse variieren können. Die Dukan-Diät kann für viele Menschen ein wirksames Mittel zum Abnehmen sein, es ist jedoch wichtig, die Richtlinien sorgfältig zu befolgen und auf Ihren Körper zu hören. Es ist immer ratsam, vor Beginn einer Diät einen Arzt oder Ernährungsberater zu konsultieren, insbesondere wenn Sie unter Vorerkrankungen leiden.

TIPPS FÜR DEN LANGFRISTIGEN ERFOLG

Das Erreichen Ihrer Abnehmziele mit der Dukan-Diät ist eine fantastische Leistung, doch um den langfristigen Erfolg aufrechtzuerhalten, sind Engagement und die richtigen Strategien erforderlich. Hier sind einige Tipps, die Ihnen helfen können, das Gewicht zu senken und einen gesunden Lebensstil aufrechtzuerhalten:

1. Gehen Sie schrittweise zur Stabilisierungsphase über:

Sobald Sie Ihr Zielgewicht erreicht haben, wechseln Sie nicht sofort zu einer kostenlosen Diät. Machen Sie einen schrittweisen Übergang zur Stabilisierungsphase und führen Sie die in früheren Phasen erlaubten Lebensmittel langsam und in Maßen wieder ein. Dies hilft Ihrem Körper, sich an die neue Ernährung anzupassen und verringert das Risiko einer schnellen Gewichtszunahme.

2. Hören Sie auf Ihren Körper:

Achten Sie auf die Signale Ihres Körpers und passen Sie Ihre Ernährung entsprechend an. Wenn Sie eine Gewichtszunahme bemerken oder sich müde oder energielos fühlen, müssen Sie möglicherweise Ihren Ernährungsplan oder Ihr Trainingsprogramm ändern.

3. Achten Sie auf regelmäßige körperliche Aktivität:

Bewegung ist der Schlüssel zur Aufrechterhaltung eines gesunden Gewichts und zur Verbesserung der allgemeinen Gesundheit. Versuchen Sie, sich an den meisten Tagen der Woche mindestens 30 Minuten lang mäßig körperlich zu betätigen. Sie können eine Vielzahl von Aktivitäten wie Gehen, Laufen, Schwimmen, Radfahren oder Krafttraining einbeziehen.

4. Treffen Sie eine gesunde Ernährung:

Auch wenn Sie sich nicht mehr in der aktiven Phase der Dukan-Diät befinden, ist es wichtig, weiterhin eine gesunde Ernährung zu wählen. Begrenzen Sie die

Aufnahme von verarbeiteten Lebensmitteln, zugesetztem Zucker und gesättigten Fetten.

5. Auf Portionen achten:

Auch wenn Sie sich gesund ernähren, ist es wichtig, auf die Portionsgrößen zu achten, um nicht zu viele Kalorien zu sich zu nehmen. Benutzen Sie kleinere Teller, messen Sie die Portionen ab und achten Sie darauf, nicht zu schnell zu essen.

6. Mahlzeiten planen und im Voraus einkaufen: Wenn Sie Mahlzeiten im Voraus planen und anhand einer Einkaufsliste einkaufen, können Sie eine gesunde Lebensmittelauswahl treffen und Impulskäufe im Supermarkt vermeiden.

7. Finden Sie Ihre Unterstützung:

Die Unterstützung von Freunden und der Familie kann Ihnen dabei helfen, motiviert und auf dem richtigen Weg zu bleiben.

Es kann hilfreich und ermutigend sein, Ihre Ziele und Herausforderungen mit anderen zu teilen.

8. Lassen Sie sich nicht entmutigen, wenn Sie Rückschläge erleiden: Es ist normal, dass man ab und zu Schluckauf hat. Wenn Sie abnehmen oder wieder zunehmen, lassen Sie sich nicht entmutigen. Kommen Sie einfach wieder auf Kurs und verfolgen Sie Ihre langfristigen Ziele weiter.

9. Verfolgen Sie Ihren Fortschritt:

Die kontinuierliche Überwachung Ihres Gewichts und Ihres Wohlbefindens kann Ihnen dabei helfen, motiviert zu bleiben und Bereiche zu erkennen, in denen Sie möglicherweise Änderungen an Ihrem Lebensstil vornehmen müssen.

10. Belohnen Sie sich selbst:

Feiern Sie unterwegs Ihre Erfolge! Wenn Sie sich für das Erreichen Ihrer Ziele belohnen, können Sie motiviert bleiben und einen gesunden Lebensstil angenehmer führen. Denken Sie daran, dass der langfristige Erfolg der Dukan-Diät oder eines anderen Abnehmprogramms Engagement und Konsequenz erfordert. Mit den richtigen Strategien und der richtigen Einstellung können Sie jedoch Ihre Ziele erreichen und ein gesünderes, glücklicheres Leben führen.

FAZIT: NEHMEN SIE EINEN GESÜNDEREN LEBENSSTIL AN, INDEM SIE DIE DUKAN-DIÄT BEFOLGEN

Bei richtiger Befolgung kann die Dukan-Diät ein wirksames Mittel zum Abnehmen und zur Verbesserung der allgemeinen Gesundheit sein. Es ist jedoch wichtig zu bedenken, dass es sich nicht um eine Wunderlösung handelt und Engagement und Konsequenz erforderlich sind, um dauerhafte Ergebnisse zu erzielen.

Hier sind einige wichtige Punkte, die Sie berücksichtigen sollten:

Die Dukan-Diät ist ein kurzfristiges Programm zur Gewichtsreduktion und nicht dazu gedacht, für immer befolgt zu werden. Sobald Sie Ihr Zielgewicht erreicht haben, ist es wichtig, auf eine gesunde, ausgewogene Ernährung umzusteigen, die eine Vielzahl nährstoffreicher Lebensmittel umfasst. Wenn Sie darüber nachdenken, die Dukan-Diät einzuhalten, ist es wichtig, mit Ihrem Arzt zu sprechen, um sicherzustellen, dass sie für Sie richtig ist. Ein Arzt oder Ernährungsberater kann Ihnen dabei helfen, einen individuellen Plan zu erstellen, der für Sie sicher und effektiv ist. Neben der Einhaltung der Dukan-Diät ist es wichtig, einen gesünderen Lebensstil anzunehmen, um langfristig erfolgreich zu sein. Das beinhaltet: Machen Sie regelmäßig körperliche Aktivität Treffen Sie eine gesunde Ernährung Achten Sie auf Portionen Planen Sie Mahlzeiten und Einkäufe im Voraus Finden Sie Ihre Unterstützung

Überwachung der Fortschritte

Belohnen Sie sich

Lassen Sie sich nicht entmutigen, wenn Sie Rückschläge erleiden

Ein gesünderer Lebensstil kann Ihnen dabei helfen, Ihre Abnehmziele zu erreichen und Ihre allgemeine Gesundheit und Ihr Wohlbefinden zu verbessern.

ZUKUNFTSAUSSICHT FÜR DIE DUKAN-DIÄT

Die Dukan-Diät ist ein beliebtes Abnehmprogramm, das es schon seit über 20 Jahren gibt. Im Laufe der Jahre hat die Ernährung mehrere Veränderungen erfahren und es wurden zahlreiche Untersuchungen zu ihren Auswirkungen auf die Gesundheit durchgeführt.

Hier sind einige Zukunftsaussichten für die Dukan-Diät:

Fortlaufende Forschung: Es ist wahrscheinlich, dass weitere Untersuchungen zu den kurz- und langfristigen gesundheitlichen Auswirkungen der Dukan-Diät durchgeführt werden. Diese Forschung könnte dabei helfen, die potenziellen Vorteile und Risiken der Diät zu ermitteln und festzustellen, für wen sie am besten geeignet ist.

Anpassung: Mit fortschreitender Technologie ist es möglich, dass die Dukan-Diät weiter an individuelle Bedürfnisse angepasst wird. Dies kann die Verwendung von Gentests oder anderen Biomarkern beinhalten, um den optimalen Ernährungsplan für jede Person zu bestimmen.

Integration mit Technologie: Die Dukan-Diät kann in Technologie wie Smartphone-Apps oder tragbare Geräte integriert werden, um Menschen dabei zu helfen, die Diät einzuhalten und ihre Fortschritte zu überwachen.

Neue Variationen der Diät: Es können neue Variationen der Dukan-Diät entwickelt werden, die auf den ursprünglichen Prinzipien basieren, aber neue Forschungsergebnisse oder Ernährungstrends berücksichtigen.

Es ist wichtig zu beachten, dass es sich hierbei nur um Zukunftsaussichten handelt und es nicht möglich ist,

mit Sicherheit vorherzusagen, was die
Zukunft für die Dukan-Diät bereithält. Es ist
jedoch klar, dass sich die Ernährung im
Zuge neuer Forschungsarbeiten und der
Weiterentwicklung von Technologien
weiterentwickeln wird.

Unabhängig von der Zukunft der Dukan-
Diät ist es wichtig, sich daran zu erinnern,
dass es kein Allheilmittel zur
Gewichtsabnahme gibt. Der beste Weg,
Gewicht zu verlieren und zu halten, besteht
darin, sich gesund und ausgewogen zu
ernähren und regelmäßig Sport zu treiben.

Darüber hinaus ist es immer wichtig, Ihren
Arzt zu konsultieren, bevor Sie mit einem
neuen Abnehmprogramm beginnen,
insbesondere wenn Sie bereits an einer
Krankheit leiden.

REZEPTE FÜR VORSPEISEN

ANGRIFFSPHASE

GEFÜLLTE EIER MIT THUNFISCH UND PETERSILIE

Zubereitungszeit: 15 Minuten

Kochzeit: 10 Minuten

Dosierung: 1 Person

Zutaten:

1 Ei

1 Dose naturbelassener Thunfisch (80 g)

1 Esslöffel gehackte Petersilie

1 Esslöffel griechischer Joghurt

1/2 Knoblauchzehe, gehackt (optional)

Salz und Pfeffer nach Geschmack

Vorbereitung:

Das Ei in kochendem Wasser 10 Minuten kochen. Lassen Sie es abtropfen und kühlen Sie es unter fließendem kaltem Wasser ab. Das Ei schälen und der Länge nach halbieren. Entfernen Sie das Eigelb und geben Sie es in eine Schüssel. Das Eigelb mit einer Gabel zerdrücken. Thunfisch, Petersilie, Joghurt, Knoblauch (falls verwendet), Salz und Pfeffer hinzufügen. Gut vermischen, bis eine homogene Mischung entsteht. Füllen Sie die Eiermulden mit der Thunfischmischung. Sofort servieren oder bis zu 2 Tage im Kühlschrank aufbewahren.

Nährwerte (pro Portion):

Kalorien: 150 kcal

Protein: 15 gr

Fett: 8 gr

Kohlenhydrate: 2 gr

RINDERCARPACCIO MIT RUCOLA UND PARMESANFLOCKEN

Zubereitungszeit: 10 Minuten

Kochzeit: 0 Minuten

Dosierung: 1 Person

Zutaten:

100g Rindfleisch

mager (z. B. Filet, Silberseite)

50 g Rucola

20 g Parmesanflocken

Extra natives Olivenöl nach Geschmack

Zitronensaft nach Geschmack

Salz und Pfeffer nach Geschmack

Vorbereitung:

Das Rindfleisch mit einem scharfen Messer oder Hobel in dünne Scheiben schneiden. Die Fleischscheiben auf einem Servierteller anrichten. Mit nativem Olivenöl extra, Zitronensaft, Salz und Pfeffer würzen. Rucola und Parmesanflocken dazugeben. Sofort servieren.

Nährwerte (pro Portion):

Kalorien: 250 kcal

Protein: 25 gr

Fett: 15 gr

Kohlenhydrate: 1 g

GEGRILLTE GARNELENSPIEBE MIT ZITRONE

Zubereitungszeit: 10 Minuten

Kochzeit: 5-7 Minuten

Dosierung: 1 Person

Zutaten:

100 g gereinigte frische Garnelen

1/2 Zitrone

1/2 Esslöffel Öl

Natives Olivenöl extra

Salz und Pfeffer nach Geschmack

Vorbereitung:

Die Garnelen waschen und mit saugfähigem Papier trocknen. Die Garnelen auf einen Holzspieß stecken. Die Garnelen mit nativem Olivenöl extra, Salz und Pfeffer beträufeln. Grillen Sie die Garnelen auf jeder Seite 5–7 Minuten lang oder bis sie goldbraun und durchgegart sind. Servieren Sie die Garnelen mit Zitronenspalten.

Nährwerte (pro Portion):

Kalorien: 125 kcal

Protein: 15 gr

Fett: 5 gr

Kohlenhydrate: 0 gr

HÜHNERSALAT MIT SELLERIE UND SENF

Zubereitungszeit: 15 Minuten

Kochzeit: 20 Minuten

Dosierung: 1 Person

Zutaten:

150g Hähnchenbrust

gegrillt oder gekocht

1 Stange Sellerie

1 Esslöffel griechischer Joghurt

1 Teelöffel

dijon Senf

Salz und Pfeffer nach Geschmack

Vorbereitung:

Hähnchenbrust in Würfel schneiden. Den Sellerie waschen und in dünne Scheiben schneiden. In einer Schüssel Hühnchen, Sellerie, Joghurt, Senf, Salz und Pfeffer vermischen. Servieren Sie den Salat sofort. Sie können dem Salat weitere Zutaten hinzufügen, beispielsweise Tomaten, Gurken oder Oliven. Sie können den Salat im Voraus zubereiten und bis zu 2 Tage im Kühlschrank aufbewahren.

Nährwerte (pro Portion):

Kalorien: 300 kcal

Protein: 35 gr

Fett: 15 gr

Kohlenhydrate: 5 gr

RÄUCHERLACHS-CANAPES MIT GURKE

Zubereitungszeit: 5 Minuten

Kochzeit: 0 Minuten

Dosierung: 1 Person

Zutaten:

1 Scheibe Vollkornbrot

50 g geräucherter Lachs

1/4 einer Gurke

Gehackte Petersilie (optional)

Salz und Pfeffer nach Geschmack

Vorbereitung:

Vollkornbrot toasten. Den Räucherlachs auf dem Brot anrichten. Die Gurke in dünne Scheiben schneiden und auf dem Lachs anrichten. Mit gehackter Petersilie bestreuen (optional). Salz und Pfeffer nach Geschmack.

Nährwerte (pro Portion):

Kalorien: 250 kcal

Protein: 25 gr

Fett: 12 gr

Kohlenhydrate: 5 gr

GEGRILLTE ZUCCHINI MIT FRISCHER TOMATENSAUCE

Zubereitungszeit: 15 Minuten

Kochzeit: 10 Minuten

Dosierung: 1 Person

Zutaten:

1 mittelgroße Zucchini

1 reife Tomate

1 Esslöffel Öl

Natives Olivenöl extra

Gehacktes frisches Basilikum

Salz und Pfeffer nach Geschmack

Vorbereitung:

Die Zucchini waschen und in etwa 1 cm dicke Scheiben schneiden. Die Zucchini auf jeder Seite 5–7 Minuten grillen, bis sie goldbraun und weich sind. In der Zwischenzeit die Tomatensauce zubereiten: Die Tomate in kleine Stücke schneiden und in eine Schüssel geben. Fügen Sie das native Olivenöl extra, gehacktes Basilikum, Salz und Pfeffer hinzu. Gut mischen. Die gegrillten Zucchini mit der frischen Tomatensauce servieren. Sie können der Tomatensauce weitere Zutaten hinzufügen, beispielsweise Zwiebeln, Knoblauch oder Chili. Wenn Sie möchten, können Sie die Zucchini auch im Ofen statt auf dem Grill garen.

Nährwerte (pro Portion):

Kalorien: 150 kcal

Protein: 10 gr

Fett: 8 gr

Kohlenhydrate: 5 gr

TOMATEN GEFÜLLTE MIT RICOTTA UND BASILIKUM

Zubereitungszeit: 15 Minuten

Kochzeit: 15 Minuten

Dosierung: 1 Person

Zutaten:

10 Kirschtomaten

50 g Ricotta

1 Esslöffel Basilikum

frisch gehackt

Salz und Pfeffer nach Geschmack

Natives Olivenöl extra

Olive (optional)

Vorbereitung:

Die Kirschtomaten waschen und der Länge nach halbieren. Entfernen Sie die Kerne und das Fruchtfleisch der Kirschtomaten mit einem Teelöffel. In einer Schüssel Ricotta, gehacktes Basilikum, Salz und Pfeffer vermischen. Die Kirschtomaten mit der Ricotta-Mischung füllen. Die Kirschtomaten mit nativem Olivenöl extra beträufeln (optional). Kochen Sie die Kirschtomaten im vorgeheizten Ofen bei 180 °C 15 Minuten lang oder bis sie goldbraun sind.

Nährwerte (pro Portion):

Kalorien: 150 kcal

Protein: 15 gr

Fett: 8 gr

Kohlenhydrate: 5 gr

GERÖSTETE PAPRIKA, GEFÜLLT MIT THUNFISCH UND KAPERN

Zubereitungszeit: 20 Minuten

Kochzeit: 30 Minuten

Dosierung: 1 Person

Zutaten:

1 rote Paprika

50 g natürlicher Thunfisch

1 Esslöffel Kapern

1 Esslöffel Öl

Natives Olivenöl extra

Gehackte Petersilie (optional)

Salz und Pfeffer nach Geschmack

Vorbereitung:

Die Paprika waschen und der Länge nach halbieren. Entfernen Sie die Kerne und den weißen Teil der Paprika. Die Paprika im vorgeheizten Ofen bei 180 °C 30 Minuten lang garen, oder bis sie weich sind. Bereiten Sie in der Zwischenzeit die Füllung vor: Zerbröckeln Sie den Thunfisch in einer Schüssel, fügen Sie die Kapern, das native Olivenöl extra, gehackte Petersilie (optional), Salz und Pfeffer hinzu. Gut mischen. Wenn die Paprika gar sind, füllen Sie sie mit der Thunfischmischung. Die Paprika heiß oder kalt servieren. Sie können der Füllung weitere Zutaten hinzufügen, wie zum Beispiel Oliven, getrocknete Tomaten oder Zwiebeln. Nährwerte (pro Portion):

Kalorien: 250 kcal

Protein: 25 gr

Fett: 15 gr

Kohlenhydrate: 5 gr

MOZZARELLA-TOMATEN-SPIESSE

Zubereitungszeit: 10 Minuten

Kochzeit: 0 Minuten

Dosierung: 1 Person

Zutaten:

5 Kirschtomaten

5 Stück Mozzarella

Frischer Basilikum (optional)

Natives Olivenöl extra

Olive (optional)

Salz und Pfeffer nach Geschmack

Vorbereitung:

Die Kirschtomaten waschen und halbieren.
Den Mozzarella abtropfen lassen und in
Würfel schneiden. Kirschtomaten- und
Mozzarellawürfel abwechselnd auf einen
Holzspieß stecken. Mit frischen
Basilikumblättern dekorieren (optional). Mit
nativem Olivenöl extra beträufeln (optional).
Salz und Pfeffer nach Geschmack. Um die
Spieße bunter zu gestalten, können Sie
Kirschtomaten verschiedener Sorten und
Farben verwenden. Wenn Sie möchten,
können Sie leichten oder fettarmen
Mozzarella verwenden.

Nährwerte (pro Portion):

Kalorien: 200 kcal

Protein: 20 gr

Fett: 12 gr

Kohlenhydrate: 5 gr

HÜHNERSALAT MIT GEGRILLTEM GEMÜSE

Zubereitungszeit: 20 Minuten

Kochzeit: 15 Minuten

Dosierung: 1 Person

Zutaten:

150g Hähnchenbrust

gegrillt oder gekocht

1 mittelgroße Zucchini

1 mittelgroße Aubergine

1 rote Paprika

1 Esslöffel Öl

Natives Olivenöl extra

Gehacktes frisches Basilikum

Salz und Pfeffer nach Geschmack

Vorbereitung:

Das Gemüse waschen und in Scheiben schneiden. Das Gemüse auf jeder Seite 5–7 Minuten grillen, bis es goldbraun und weich ist. Hähnchenbrust in Würfel schneiden. In einer Schüssel Hähnchen, gegrilltes Gemüse, natives Olivenöl extra, gehacktes Basilikum, Salz und Pfeffer vermischen. Den Salat sofort servieren.

Nährwerte (pro Portion):

Kalorien: 350 kcal

Protein: 40 gr

Fett: 15 gr

Kohlenhydrate: 10 gr

RÄUCHERLACHSMOUSSE MIT GRIECHISCHEM JOGHURT

Zubereitungszeit: 10 Minuten

Kochzeit: 0 Minuten

Dosierung: 1 Person

Zutaten:

50 g geräucherter Lachs

100 g griechischer Joghurt

1 Esslöffel Zitronensaft

Schnittlauch

gehackt (optional)

Salz und Pfeffer nach Geschmack

Vorbereitung:

Räucherlachs, griechischen Joghurt, Zitronensaft, Salz und Pfeffer in einem Mixer glatt rühren. Mit gehacktem Schnittlauch dekorieren (optional). Die Mousse sofort servieren. Sie können auch andere geräucherte Fischsorten verwenden, zum Beispiel Forelle oder Makrele. Wenn Sie möchten, können Sie fettarmen oder leichten griechischen Joghurt verwenden. Sie können der Mousse weitere Zutaten hinzufügen, beispielsweise Avocado, Frischkäse oder Gewürze

Nährwerte (pro Portion):

Kalorien: 250 kcal

Protein: 30 gr

Fett: 12 gr

Kohlenhydrate: 5 gr

ROTE-BETE CARPACCIO MIT RICOTTA

Zubereitungszeit: 15 Minuten

Kochzeit: 0 Minuten

Dosierung: 1 Person

Zutaten:

100 g vorgekochte Rote Bete

50 g Ricotta

1 Walnuss

Gehackte Petersilie

(Optional)

Salz und Pfeffer nach Geschmack

Natives Olivenöl extra

Olive (optional)

Vorbereitung:

Die vorgekochten Roten Beten schälen und mit einer Mandoline oder einem scharfen Messer in dünne Scheiben schneiden. Die Rote-Bete-Scheiben auf einem Servierteller anrichten. Den Ricotta über die Rote-Bete-Scheiben streuen. Die Walnuss hacken und über den Ricotta streuen. Mit gehackter Petersilie bestreuen (optional). Salz und Pfeffer nach Geschmack. Mit nativem Olivenöl extra beträufeln (optional).

Nährwerte (pro Portion):

Kalorien: 250 kcal

Protein: 20 gr

Fett: 15 gr

Kohlenhydrate: 10 gr

GARNELEN- UND ZUCCHINI-SPIEBE

Zubereitungszeit: 20 Minuten

Kochzeit: 10 Minuten

Dosierung: 1 Person

Zutaten:

100 g gereinigte frische Garnelen

1 mittelgroße Zucchini

1 Esslöffel Öl

Natives Olivenöl extra

Gehacktes frisches Basilikum

Salz und Pfeffer nach Geschmack

Vorbereitung:

Die Garnelen waschen und mit saugfähigem Papier trocknen. Die Zucchini waschen und in Scheiben schneiden. Garnelen und Zucchinischeiben abwechselnd auf einen Holzspieß stecken. Die Spieße mit nativem Olivenöl extra, Salz und Pfeffer beträufeln. Grillen Sie die Spieße 5–7 Minuten pro Seite oder bis die Garnelen goldbraun und gar sind. Mit gehacktem frischem Basilikum dekorieren. Für die Spieße können Sie auch andere Gemüsesorten verwenden, zum Beispiel Paprika, Auberginen oder Zwiebeln. Wenn Sie möchten, können Sie die Spieße auch im Ofen statt auf dem Grill zubereiten.

Nährwerte (pro Portion):

Kalorien: 300 kcal

Protein: 35 gr

Fett: 15 gr

Kohlenhydrate: 5 gr

GEFÜLLTE EIER MIT THUNFISCH UND GRIECHISCHER JOGHURT

Zubereitungszeit: 15 Minuten

Kochzeit: 10 Minuten

Dosierung: 1 Person

Zutaten:

2 Eier

50 g natürlicher Thunfisch

2 Esslöffel griechischer Joghurt

1 Esslöffel Kapern

Petersilie

gehackt (optional)

Salz und Pfeffer nach Geschmack

Vorbereitung:

Kochen Sie die Eier 10 Minuten lang in kochendem Wasser. Lassen Sie sie abtropfen und kühlen Sie sie unter kaltem Wasser ab. Die Eier schälen und der Länge nach halbieren. Entfernen Sie das Eigelb und geben Sie es in eine Schüssel. Den Thunfisch hacken und zum Eigelb geben. Griechischen Joghurt, Kapern, gehackte Petersilie (optional), Salz und Pfeffer hinzufügen. Gut mischen. Füllen Sie die Eiermulden mit der Thunfischmischung. Sofort servieren.

Nährwerte (pro Portion):

Kalorien: 250 kcal

Protein: 25 gr

Fett: 15 gr

Kohlenhydrate: 5 gr

MEERESFRÜCHTE SALAT MIT GEMÜSE

87

Zubereitungszeit: 20 Minuten

Kochzeit: 10 Minuten

Dosierung: 1 Person

Zutaten:

100 g gereinigte frische Garnelen

100g Calamari

1 mittelgroße Zucchini

1 Tomate

1 Esslöffel Öl

Natives Olivenöl extra

Gehacktes frisches Basilikum

Salz und Pfeffer nach Geschmack

Vorbereitung:

Garnelen und Tintenfisch waschen und mit saugfähigem Papier trocknen. Garnelen und Calamari in kochendem Wasser 5 Minuten kochen. Lassen Sie sie abtropfen und kühlen Sie sie ab. Die Zucchini waschen und in dünne Scheiben schneiden. Die Tomate in kleine Stücke schneiden. In einer Schüssel Garnelen, Calamari, Zucchini, Tomate, natives Olivenöl extra, gehacktes Basilikum, Salz und Pfeffer vermischen. Den Salat sofort servieren. Für den Salat können Sie auch andere Fisch- und Meeresfrüchtesorten verwenden. Wenn Sie möchten, können Sie die Garnelen und Calamari auch auf dem Grill kochen oder dämpfen, anstatt sie mit kochendem Wasser zu übergießen.

Nährwerte (pro Portion):

Kalorien: 350 kcal

Protein: 40 gr

Fett: 15 gr

Kohlenhydrate: 10 gr

LACHS-CARPACCIO MIT JOGHURT UND SCHNITTLAUCH SAUCE

Zubereitungszeit: 15 Minuten

Kochzeit: 0 Minuten

Dosierung: 1 Person

Zutaten:

100 g geräucherter Lachs

100 g griechischer Joghurt

1 Esslöffel Zitronensaft

1 Esslöffel gehackter Schnittlauch

Salz und Pfeffer nach Geschmack

Vorbereitung:

Die Räucherlachsscheiben auf einem Servierteller anrichten. In einer Schüssel griechischen Joghurt, Zitronensaft, gehackten Schnittlauch, Salz und Pfeffer vermischen. Die Joghurtsauce über den Räucherlachs gießen. Sofort servieren.

Nährwerte (pro Portion):

Kalorien: 300 kcal

Protein: 35 gr

Fett: 15 gr

Kohlenhydrate: 5 gr

ZUCCHINI-KRAPFEN MIT MINZE UND ZITRONE

Zubereitungszeit: 20 Minuten

Kochzeit: 10 Minuten

Dosierung: 1 Person

Zutaten:

1 mittelgroße Zucchini

1 Ei

2 Esslöffel Hafermehl

1 Esslöffel gehackte frische Minze

1 Esslöffel Zitronensaft

Salz und Pfeffer nach Geschmack

Natives Olivenöl extra

Olive zum Braten

Vorbereitung:

Zucchini waschen und reiben. In einer Schüssel geriebene Zucchini, Ei, Hafermehl, gehackte Minze, Zitronensaft, Salz und Pfeffer vermischen. Erhitzen Sie das native Olivenöl extra in einer beschichteten Pfanne. Geben Sie einen Löffel Pfannkuchenmischung in die Pfanne und braten Sie sie auf jeder Seite 2-3 Minuten lang oder bis sie goldbraun sind. Die Pfannkuchen auf saugfähigem Papier abtropfen lassen. Sofort servieren.

Nährwerte (pro Portion):

Kalorien: 250 kcal

Protein: 15 gr

Fett: 15 gr

Kohlenhydrate: 15 gr

PFEFFERRÖLLEN MIT THUNFISCH UND SCHWARZEN OLIVEN

Zubereitungszeit: 25 Minuten

Kochzeit: 15 Minuten

Dosierung: 1 Person

Zutaten:

1 rote Paprika

50 g natürlicher Thunfisch

10 schwarze Oliven

1 Esslöffel Kapern

1 Esslöffel

gehackte Petersilie

Salz und Pfeffer nach Geschmack

Natives Olivenöl extra

Olive (optional)

Vorbereitung:

Die Paprika waschen und in etwa 2 cm breite Streifen schneiden. Die Paprikastreifen in kochendem Wasser 5 Minuten kochen. Lassen Sie sie abtropfen und kühlen Sie sie ab. Den Thunfisch hacken und mit den schwarzen Oliven, Kapern, gehackter Petersilie, Salz und Pfeffer vermischen. Auf jeden Paprikastreifen einen Löffel Thunfischmischung geben. Die Paprikastreifen zu Rollen formen. Die Brötchen mit nativem Olivenöl extra beträufeln (optional). Sofort servieren. Sie können der Thunfischmischung weitere Zutaten hinzufügen, beispielsweise Frischkäse oder Gewürze.

Nährwerte (pro Portion):

Kalorien: 350 kcal

Protein: 35 gr

Fett: 20 gr

Kohlenhydrate: 5 gr

QUINOA-SALAT MIT GEGRILLTEM GEMÜSE UND FETA

Zubereitungszeit: 30 Minuten

Kochzeit: 20 Minuten

Dosierung: 1 Person

Zutaten:

50g Quinoa

1 mittelgroße Zucchini

1 mittelgroße Aubergine

1 rote Paprika

50 g Feta

1 Esslöffel Öl

Natives Olivenöl extra

Gehacktes frisches Basilikum

Salz und Pfeffer nach Geschmack

Vorbereitung:

Spülen Sie den Quinoa unter fließendem Wasser ab. Quinoa in kochendem Salzwasser 15 Minuten kochen. Abgießen und abkühlen lassen. Das Gemüse waschen und in Scheiben schneiden. Das Gemüse auf jeder Seite 5–7 Minuten grillen, bis es goldbraun und weich ist. Den Feta in Würfel schneiden. In einer Schüssel Quinoa, gegrilltes Gemüse, Feta, natives Olivenöl extra, gehacktes Basilikum, Salz und Pfeffer vermischen. Den Salat sofort servieren.

Nährwerte (pro Portion):

Kalorien: 450 kcal

Protein: 30 gr

Fett: 20 gr

Kohlenhydrate: 35 gr

GANZES BRUSCHETTE MIT TOMATEN UND FRISCHEM BASILIKUM

97

Zubereitungszeit: 15 Minuten

Kochzeit: 10 Minuten

Dosierung: 4 Bruschettas

Zutaten:

4 Scheiben Vollkornbrot

200g Kirschtomaten

10 frische Basilikumblätter

1 Knoblauchzehe

2 Esslöffel Öl

Natives Olivenöl extra

Salz und Pfeffer nach Geschmack

Vorbereitung:

Die Kirschtomaten in kleine Stücke schneiden. Das frische Basilikum hacken. Den gehackten Knoblauch in nativem Olivenöl extra 1 Minute anbraten. Die Kirschtomaten hinzufügen und 5 Minuten kochen lassen. Salz und Pfeffer nach Geschmack. Toasten Sie die Vollkornbrotscheiben. Die Brotscheiben mit der Kirschtomatenmischung bestreichen. Mit frischen Basilikumblättern dekorieren. Servieren Sie die Bruschetta sofort. Sie können für die Bruschetta auch andere Gemüsesorten verwenden, zum Beispiel Paprika, Auberginen oder Zwiebeln.

Nährwerte (pro Portion):

Kalorien: 250 kcal

Protein: 10 gr

Fett: 15 gr

Kohlenhydrate: 25 gr

CAPRESE MIT TOMATE, HELLEM MOZZARELLA UND BASILIKUM

Zubereitungszeit: 10 Minuten

Kochzeit: 0 Minuten

Dosierung: 1 Person

Zutaten:

1 reife Tomate

100 g heller Mozzarella

5 frische Basilikumblätter

Natives Olivenöl extra

Olive (optional)

Salz und Pfeffer nach Geschmack

Vorbereitung:

Die Tomate waschen und in Scheiben schneiden. Den hellen Mozzarella in Scheiben schneiden. Die Tomaten- und Mozzarellascheiben abwechselnd auf einem Teller anrichten. Mit frischen Basilikumblättern dekorieren. Mit nativem Olivenöl extra beträufeln (optional). Salz und Pfeffer nach Geschmack. Die Caprese sofort servieren.

Nährwerte (pro Portion):

Kalorien: 250 kcal

Protein: 25 gr

Fett: 15 gr

Kohlenhydrate: 5 gr

VOLLBROT-HÄPPCHEN MIT AVOCADO UND GERÄUCHERTEM LACHS

Zubereitungszeit: 15 Minuten

Kochzeit: 0 Minuten

Portionen: 2 Canapés

Zutaten:

2 Scheiben Vollkornbrot

1/2 reife Avocado

50 g geräucherter Lachs

Zitronensaft (optional)

Salz und Pfeffer nach Geschmack

Vorbereitung:

Toasten Sie die Vollkornbrotscheiben. Die Avocado mit einer Gabel zerdrücken und auf dem Toast verteilen. Den Räucherlachs mit der Avocado auf dem Brot anrichten. Mit Zitronensaft beträufeln (optional). Salz und Pfeffer nach Geschmack. Die Canapés sofort servieren. Für Canapés können Sie auch andere Brotsorten verwenden, etwa Roggenbrot oder Getreidebrot. Wenn Sie möchten, können Sie die Avocado 10 Minuten lang backen, bevor Sie sie zerdrücken.

Nährwerte (pro Portion):

Kalorien: 350 kcal

Protein: 30 gr

Fett: 20 gr

Kohlenhydrate: 20 gr

BUCHWEIZENKRAPTEN MIT ZUCCHINI UND PARMESAN

Zubereitungszeit: 20 Minuten

Kochzeit: 10 Minuten

Portionen: 4 Pfannkuchen

Zutaten:

50 g Buchweizenmehl

1 mittelgroße Zucchini

30 g geriebener Parmesan

1 Ei

1 Esslöffel Magermilch

1 Esslöffel Öl

Natives Olivenöl extra

Salz und Pfeffer nach Geschmack

Vorbereitung:

Zucchini waschen und reiben. In einer Schüssel Buchweizenmehl, geriebenen Parmesan, Ei, Magermilch, natives Olivenöl extra, Salz und Pfeffer vermischen. Die geriebene Zucchini dazugeben und gut vermischen. Erhitzen Sie das native Olivenöl extra in einer beschichteten Pfanne. Geben Sie einen Löffel Pfannkuchenmischung in die Pfanne und braten Sie sie auf jeder Seite 2-3 Minuten lang oder bis sie goldbraun sind. Die Pfannkuchen auf saugfähigem Papier abtropfen lassen. Die Pfannkuchen sofort servieren.

Nährwerte (pro Portion):

Kalorien: 250 kcal

Protein: 15 gr

Fett: 15 gr

Kohlenhydrate: 20 gr

LINSENSALAT MIT GERÖSTETEN PAPRIKA UND THUNFISCH

Zubereitungszeit: 30 Minuten

Kochzeit: 20 Minuten

Dosierung: 1 Person

Zutaten:

50 g getrocknete Linsen

1 rote Paprika

50 g natürlicher Thunfisch

1 Esslöffel Öl

Natives Olivenöl extra

Rote Zwiebel (optional)

Gehackte Petersilie (optional)

Salz und Pfeffer nach Geschmack

Vorbereitung:

Spülen Sie die Linsen unter fließendem Wasser ab. Die Linsen in kochendem Salzwasser 20 Minuten kochen. Lassen Sie sie abtropfen und kühlen Sie sie ab. Paprika waschen und in Streifen schneiden. Backen oder grillen Sie die Paprikastreifen 10 Minuten lang oder bis sie weich sind. Den Thunfisch hacken. In einer Schüssel Linsen, geröstete Paprika, Thunfisch, natives Olivenöl extra, Salz und Pfeffer vermischen. Gehackte rote Zwiebeln und gehackte Petersilie hinzufügen (optional). Den Salat sofort servieren. Für den Salat können Sie auch andere Hülsenfruchtsorten verwenden, zum Beispiel Kichererbsen oder Bohnen.

Nährwerte (pro Portion):

Kalorien: 400 kcal

Protein: 35 gr

Fett: 20 gr

Kohlenhydrate: 25 gr

GEGRILLTE AUBERGINENROLLEN MIT KOCHSCHINKEN UND HELLEM KÄSE

Zubereitungszeit: 25 Minuten

Kochzeit: 15 Minuten

Dosierung: 2 Rollen

Zutaten:

1 mittelgroße Aubergine

50 g Kochschinken

50 g heller Käse

Frischer Basilikum (optional)

Natives Olivenöl extra

Olive (optional)

Salz und Pfeffer nach Geschmack

Vorbereitung:

Die Aubergine waschen und in dünne Längsscheiben schneiden. Die Auberginenscheiben auf jeder Seite 5 Minuten grillen oder bis sie weich sind. Lassen Sie sie abtropfen und kühlen Sie sie ab. Auf jede gegrillte Auberginenscheibe eine Scheibe Kochschinken legen. Fügen Sie eine Scheibe hellen Käse hinzu. Auberginenscheiben zu Rollen aufrollen. Mit frischem Basilikum dekorieren (optional). Mit nativem Olivenöl extra beträufeln (optional). Salz und Pfeffer nach Geschmack. Die Brötchen sofort servieren.

Nährwerte (pro Portion):

Kalorien: 300 kcal

Protein: 25 gr

Fett: 15 gr

Kohlenhydrate: 10 gr

VOLLBROT-CROUTTONS MIT RICOTTA CREME UND GETROCKNETEN TOMATEN

Zubereitungszeit: 15 Minuten

Kochzeit: 0 Minuten

Portionen: 4 Croutons

Zutaten:

4 Scheiben Vollkornbrot

100 g Ricotta

5 getrocknete Tomaten

Frischer Basilikum (optional)

Natives Olivenöl extra

Olive (optional)

Salz und Pfeffer nach Geschmack

Vorbereitung:

Toasten Sie die Vollkornbrotscheiben. In einer Schüssel Ricotta, gehackte getrocknete Tomaten, gehacktes frisches Basilikum (optional), natives Olivenöl extra (optional), Salz und Pfeffer vermischen. Die Ricotta-Creme auf die Vollkornbrot-Croutons streichen. Die Croutons sofort servieren.

Nährwerte (pro Portion):

Kalorien: 250 kcal

Protein: 15 gr

Fett: 15 gr

Kohlenhydrate: 20 gr

HÜHNERSALAT MIT MANGO, AVOCADO UND SONNENBLUMENKERNEN

Zubereitungszeit: 20 Minuten

Garzeit: 10 Minuten (für Hähnchen)

Dosierung: 1 Person

Zutaten:

100g Hähnchenbrust

1/2 reife Mango

1/2 reife Avocado

1 Esslöffel Sonnenblumenkerne

Limettensaft (optional)

Natives Olivenöl extra

Olive (optional)

Salz und Pfeffer nach Geschmack

Vorbereitung:

Die Hähnchenbrust auf dem Grill oder in einer Pfanne 10 Minuten garen. Das Hähnchen in kleine Stücke schneiden. Die Mango in kleine Stücke schneiden. Schneiden Sie die Avocado in kleine Stücke. In einer Schüssel Hühnchen, Mango, Avocado, Sonnenblumenkerne, Limettensaft (optional), natives Olivenöl extra (optional), Salz und Pfeffer vermischen. Den Salat sofort servieren. Für den Salat können Sie auch andere Früchte verwenden, zum Beispiel Ananas oder Papaya. Wenn Sie möchten, können Sie das Hähnchen auch im Ofen zubereiten. Nährwerte (pro Portion):

Kalorien: 450 kcal

Protein: 35 gr

Fett: 25 gr

Kohlenhydrate: 15 gr

GRIECHISCHER SALAT MIT TOMATEN, GURKEN, PAPRIKA, OLIVEN UND FETA

Zubereitungszeit: 20 Minuten

Kochzeit: 0 Minuten

Dosierung: 1 Person

Zutaten:

1 reife Tomate

1/2 Gurke

1/2 grüne oder rote Paprika

10 schwarze Oliven

50 g Feta

1 Esslöffel natives Olivenöl extra

Frischer Oregano (optional)

Salz und Pfeffer nach Geschmack

Vorbereitung:

Tomate, Gurke und Paprika waschen. Die Tomate in Scheiben, die Gurke in Stücke und die Paprika in Streifen schneiden. Das Gemüse auf einem Servierteller anrichten. Fügen Sie die schwarzen Oliven und den zerbröckelten Feta hinzu. Mit nativem Olivenöl extra beträufeln. Mit frischem Oregano bestreuen (optional). Salz und Pfeffer nach Geschmack. Den Salat sofort servieren.

Nährwerte (pro Portion):

Kalorien: 350 kcal

Protein: 25 gr

Fett: 20 gr

Kohlenhydrate: 10 gr

AVOCADO-CARPACCIO MIT GARNELEN UND MANGO

Zubereitungszeit: 20 Minuten

Kochzeit: 0 Minuten

Dosierung: 1 Person

Zutaten:

1/2 reife Avocado

5 gereinigte Garnelen

1/2 reife Mango

1 Esslöffel Limettensaft

1 Esslöffel Öl

Natives Olivenöl extra

Sesamsamen (optional)

Salz und Pfeffer nach Geschmack

Vorbereitung:

Die Avocado in dünne Scheiben schneiden.
Die Avocadoscheiben auf einem Servierteller
anrichten. Die Garnelen hacken und auf der
Avocado anrichten. Die Mango in dünne
Scheiben schneiden und auf den Garnelen
anrichten. Mit Limettensaft und nativem
Olivenöl extra beträufeln. Mit Sesamkörnern
bestreuen (optional). Salz und Pfeffer nach
Geschmack. Das Carpaccio sofort servieren.

Nährwerte (pro Portion):

Kalorien: 400 kcal

Protein: 30 gr

Fett: 25 gr

Kohlenhydrate: 15 gr

GANZES-BRUSCHETTE MIT TOMATEN, BASILIKUM UND BÜFFEL MOZZARELLA

Zubereitungszeit: 15 Minuten

Kochzeit: 10 Minuten

(zum Toasten von Brot)

Dosierung: 4 Bruschettas

Zutaten:

4 Scheiben Vollkornbrot

200g Kirschtomaten

10 frische Basilikumblätter

100 g Büffelmozzarella

Natives Olivenöl extra

Olive (optional)

Salz und Pfeffer nach Geschmack

Vorbereitung:

Toasten Sie die Vollkornbrotscheiben. Die Kirschtomaten waschen und in kleine Stücke schneiden. Das frische Basilikum hacken. Den Büffelmozzarella in Scheiben schneiden. Kirschtomaten, gehacktes Basilikum und Büffelmozzarella auf den gerösteten Brotscheiben anrichten. Mit nativem Olivenöl extra beträufeln (optional). Salz und Pfeffer nach Geschmack. Servieren Sie die Bruschetta sofort.

Nährwerte (pro Portion):

Kalorien: 350 kcal

Protein: 25 gr

Fett: 20 gr

Kohlenhydrate: 15 gr

VOLLKORNBROT-CANAPÉS MIT KICHERERBSEN-HUMMUS UND GEGRILLTEM GEMÜSE

Zubereitungszeit: 25 Minuten

Kochzeit: 15 Minuten

(zum Grillen von Gemüse)

Portionen: 2 Canapés

Zutaten:

2 Scheiben Vollkornbrot

100 g gekochte Kichererbsen

1/2 Aubergine

1/2 rote Paprika

1 Esslöffel Zitronensaft

1 Knoblauchzehe

1 Esslöffel Tahini

Salz und Pfeffer nach Geschmack

Vorbereitung:

Toasten Sie die Vollkornbrotscheiben. Aubergine und Paprika waschen. Die Aubergine in Scheiben und die Paprika in Streifen schneiden. Grillen Sie das Gemüse 10 Minuten lang oder bis es weich ist. In einer Küchenmaschine gekochte Kichererbsen, gegrilltes Gemüse, Zitronensaft, Knoblauch, Tahini, natives Olivenöl extra (optional), Salz und Pfeffer cremig mixen. Den Kichererbsen-Hummus auf den gerösteten Brotscheiben verteilen. Die Canapés sofort servieren.

Nährwerte (pro Portion):

Kalorien: 400 kcal

Protein: 30 gr

Fett: 25 gr

Kohlenhydrate: 15 gr

RÖLLEN ROHSCHINKEN MIT MELONE UND FRISCHKÄSE

Zubereitungszeit: 15 Minuten

Kochzeit: 0 Minuten

Dosierung: 4 Rollen

Zutaten:

4 Scheiben Rohschinken

1/4 einer reifen Melone

100g Frischkäse

(wie Ricotta oder Robiola)

Frischer Basilikum (optional)

Salz und Pfeffer nach Geschmack

Vorbereitung:

Die Melone in dünne Scheiben schneiden. Den Frischkäse auf den Melonenscheiben verteilen. Auf jede Melonenscheibe mit Frischkäse eine Scheibe Rohschinken legen. Melonenscheiben zu Rollen aufrollen. Mit frischem Basilikum dekorieren (optional). Salz und Pfeffer nach Geschmack. Die Brötchen sofort servieren.

Nährwerte (pro Portion):

Kalorien: 300 kcal

Protein: 20 gr

Fett: 15 gr

Kohlenhydrate: 15 gr

QUINOA-KÜCHLEIN MIT SPINAT UND HELLEM KÄSE

Zubereitungszeit: 20 Minuten

Kochzeit: 10 Minuten

Portionen: 4 Pfannkuchen

Zutaten:

50g Quinoa

100g Spinat

50 g Käse

leicht gerieben

1 Ei

1 Esslöffel Magermilch

1 Esslöffel Öl

Natives Olivenöl extra

Salz und Pfeffer nach Geschmack

Vorbereitung:

Spülen Sie den Quinoa unter fließendem Wasser ab. Quinoa in kochendem Salzwasser 15 Minuten kochen. Abgießen und abkühlen lassen. Den Spinat waschen und in etwas kochendem Wasser 2 Minuten kochen. Den Spinat herausnehmen und gut ausdrücken. In einer Schüssel Quinoa, gehackten Spinat, geriebenen hellen Käse, Ei, Magermilch, natives Olivenöl extra, Salz und Pfeffer vermischen. Erhitzen Sie das native Olivenöl extra in einer beschichteten Pfanne. Geben Sie einen Löffel Pfannkuchenmischung in die Pfanne und braten Sie sie auf jeder Seite 2-3 Minuten lang oder bis sie goldbraun sind. Die Pfannkuchen auf saugfähigem Papier abtropfen lassen. Die Pfannkuchen sofort servieren. Nährwerte (pro Portion):
Kalorien: 250 kcal

Protein: 20 gr

Fett: 10 gr

Kohlenhydrate: 20 gr

THUNFISCHSALAT MIT CANNELLINI-BOHNEN, ROTEN ZWIEBELN UND PETERSILIE

Zubereitungszeit: 20 Minuten

Kochzeit: 0 Minuten

Dosierung: 1 Person

Zutaten:

120 g natürlicher Thunfisch

100 g gekochte Cannellini-Bohnen

1/2 rote Zwiebel

Frische Petersilie

Natives Olivenöl extra

Olive (optional)

Zitronensaft (optional)

Salz und Pfeffer nach Geschmack

Vorbereitung:

Den Thunfisch hacken. Spülen Sie die Cannellini-Bohnen unter fließendem Wasser ab. Die rote Zwiebel in dünne Scheiben schneiden. Die frische Petersilie hacken. In einer Schüssel Thunfisch, Cannellini-Bohnen, rote Zwiebeln, frische Petersilie, natives Olivenöl extra (optional), Zitronensaft (optional), Salz und Pfeffer vermischen. Den Salat sofort servieren.

Nährwerte (pro Portion):

Kalorien: 400 kcal

Protein: 35 gr

Fett: 20 gr

Kohlenhydrate: 25 gr

VOLLBROT-CROUTTONS MIT FRISCHKÄSE UND KOCHSCHINKEN

Zubereitungszeit: 15 Minuten

Kochzeit: 0 Minuten

Portionen: 4 Croutons

Zutaten:

4 Scheiben Vollkornbrot

100g Frischkäse

(wie Ricotta oder Robiola)

50 g Kochschinken

Frischer Basilikum (optional)

Natives Olivenöl extra

Olive (optional)

Salz und Pfeffer nach Geschmack

Vorbereitung:

Toasten Sie die Vollkornbrotscheiben. In einer Schüssel Frischkäse, gehackten Kochschinken, gehacktes frisches Basilikum (optional), natives Olivenöl extra (optional), Salz und Pfeffer vermischen. Den Frischkäse und den Schinken auf den Vollkornbrotcroûtons verteilen. Die Croutons sofort servieren.

Nährwerte (pro Portion):

Kalorien: 250 kcal

Protein: 20 gr

Fett: 15 gr

Kohlenhydrate: 15 gr

HÜHNERSALAT MIT AVOCADO, MAIS UND GRIECHISCHER JOGHURTSAUCE

Zubereitungszeit: 25 Minuten

Kochzeit: 10 Minuten

Dosierung: 1 Person

Zutaten:

100g Hähnchenbrust

1/2 reife Avocado

1 Esslöffel Mais

100 g griechischer Joghurt

Limettensaft (optional)

Natives Olivenöl extra

Olive (optional)

Salz und Pfeffer nach Geschmack

Vorbereitung:

Die Hähnchenbrust auf dem Grill oder in einer Pfanne 10 Minuten garen. Das Hähnchen in kleine Stücke schneiden. Schneiden Sie die Avocado in kleine Stücke. In einer Schüssel Hühnchen, Avocado, Mais, griechischen Joghurt, Limettensaft (optional), natives Olivenöl extra (optional), Salz und Pfeffer vermischen. Den Salat sofort servieren. Sie können dem Salat weitere Zutaten hinzufügen, beispielsweise Oliven, Tomaten oder Kräuter.

Nährwerte (pro Portion):

Kalorien: 450 kcal

Protein: 40 gr

Fett: 25 gr

Kohlenhydrate: 10 gr

REZEPTE
ERSTEN GÄNGE

KONJAC-PENNE MIT GENUESISCHEM PESTO

Zubereitungszeit: 10 Minuten

Kochzeit: 5 Minuten

Dosierung: 1 Person

Zutaten:

100 g Konjac Penne

50 g genuesisches Pesto

25 g Kirschtomaten

Frischer Basilikum (optional)

Salz und Pfeffer nach Geschmack

Vorbereitung:

Spülen Sie die Konjacpenne ab: Spülen Sie
die Konjacpenne unter fließendem Wasser
ab, um jegliche Konservierungsflüssigkeit zu
entfernen. Konjak-Penne kochen: Die
Konjak-Penne in kochendem Wasser 2-3
Minuten kochen. Konjak-Penne abtropfen
lassen: Die Konjak-Penne abgießen und gut
abtropfen lassen. Konjak-Penne würzen: In
einer Schüssel die Konjak-Penne mit dem
Genueser Pesto würzen. Kirschtomaten
hinzufügen: Die Kirschtomaten halbieren
und zu der gewürzten Konjak-Penne geben.

Mit frischem Basilikum dekorieren (optional): Nach Belieben das Gericht mit frischen Basilikumblättern dekorieren. Salz und Pfeffer nach Geschmack: Salz und Pfeffer nach Geschmack. Die Konjak-Penne mit Genueser Pesto sofort kochend heiß servieren.

Nährwerte (pro Portion):

Kalorien: 125 kcal

Protein: 10 gr

Fett: 7,5 gr

Kohlenhydrate: 2,5 gr

BLUMENKOHLRISOTTO
MIT STEINPILZEN

Zubereitungszeit: 20 Minuten

Kochzeit: 15 Minuten

Dosierung: 1 Person

Zutaten:

1/4 Blumenkohl

50 g Steinpilze

1/2 Zwiebel

25 g geriebener Parmesan

Gemüsebrühe (optional)

Natives Olivenöl extra

Salz und Pfeffer nach Geschmack

Vorbereitung:

Blumenkohl schneiden: Den Blumenkohl in Röschen schneiden. Steinpilze waschen: Die Steinpilze waschen und in Scheiben schneiden. Zwiebel hacken: Die Zwiebel fein hacken. Zwiebel anbraten: In einer Pfanne das native Olivenöl extra erhitzen und die Zwiebel anbraten, bis sie glasig wird. Steinpilze hinzufügen: Die gehackten Steinpilze zur Zwiebel geben und 2-3 Minuten kochen lassen. Blumenkohl hinzufügen: Die Blumenkohlröschen in die Pfanne geben und etwa 5 Minuten kochen lassen. Gemüsebrühe hinzufügen (optional): Fügen Sie bei Bedarf etwas Gemüsebrühe hinzu, um das Garen des Blumenkohls zu erleichtern.

Blumenkohl kochen: Den Blumenkohl ca. 10 Minuten kochen, bis er weich ist. Den geriebenen Parmesan unterrühren: Die Pfanne vom Herd nehmen und das Risotto mit dem geriebenen Parmesan unterrühren. Salz und Pfeffer nach Geschmack: Salz und Pfeffer nach Geschmack. Sofort servieren: Das Blumenkohlrisotto mit Steinpilzen sofort kochend heiß servieren.

Nährwerte (pro Portion):

Kalorien: 150 kcal

Protein: 12,5 g

Fett: 7,5 gr

Kohlenhydrate: 5 gr

ZUCCHINI-LASAGNE MIT PUTENSOBE

Zubereitungszeit: 40 Minuten

Kochzeit: 45 Minuten

Dosierung: 1 Person

Zutaten

200 g Zucchini

200 g gehackter Truthahn

400 g geschälte Tomaten

1 Zwiebel

1 Knoblauchzehe

Frischer Basilikum

30 g Parmesan

leicht gerieben (optional)

2 Esslöffel natives Olivenöl extra

Salz und Pfeffer nach Geschmack

Vorbereitung:

Ragù zubereiten (20 Minuten): Zwiebel und Knoblauch hacken. Die Zwiebel in Olivenöl anbraten, bis sie transparent ist. Knoblauch hinzufügen und 1 Minute kochen lassen. Fügen Sie gemahlenen Truthahn hinzu und kochen Sie ihn 10 Minuten lang zerkrümelt. Geschälte Tomaten, Basilikum, Salz und Pfeffer hinzufügen. Bei schwacher Hitze 20 Minuten unter Rühren kochen. Zucchini zubereiten (5 Minuten): Zucchini waschen und in dünne Scheiben (3 mm) schneiden. Lasagne zubereiten (10 Minuten): Eine erste Schicht Ragù in einer beschichteten Pfanne verteilen. Mit den Zucchinischeiben bedecken. Wiederholen Sie die Schichten und schließen Sie mit Ragù ab. Decken Sie die Pfanne mit Folie ab.

Im vorgeheizten Backofen bei 180 °C 30 Minuten backen. Decken Sie die Pfanne ab und bestreuen Sie sie mit Parmesan (optional). Weitere 15 Minuten goldbraun backen. Servieren (10 Minuten): Lassen Sie die Lasagne vor dem Servieren 10 Minuten ruhen.

Nährwerte (pro Portion):

Kalorien: 450 kcal

Protein: 40 gr

Fett: 25 gr

Kohlenhydrate: 10 gr

BLUMENKOHLOMELETAT MIT TOMATEN UND MOZZARELLA

Zubereitungszeit: 20 Minuten

Kochzeit: 20 Minuten

Dosierung: 1 Person

Zutaten:

200g Blumenkohl

3 Eier

50 g heller Mozzarella

100g Kirschtomaten

Frischer Basilikum

1 Esslöffel Öl

Natives Olivenöl extra

Salz und Pfeffer nach Geschmack

Vorbereitung:

Bereiten Sie den Blumenkohl vor (10 Minuten): Waschen Sie den Blumenkohl und

schneiden Sie ihn in Röschen. 10 Minuten dämpfen, bis es weich ist. Bereiten Sie das Omelett vor (10 Minuten): Schlagen Sie die Eier mit Salz und Pfeffer in einer Schüssel. Das Öl in einer beschichteten Pfanne erhitzen. Gießen Sie die Eiermischung in die Pfanne. Gleichmäßig verteilen. Das Omelett zusammenstellen (5 Minuten): Den gekochten Blumenkohl, die halbierten Kirschtomaten und den in Scheiben geschnittenen oder geriebenen Mozzarella auf dem Omelett anrichten. Kochen (15 Minuten): Decken Sie die Pfanne mit einem Deckel ab. Bei schwacher Hitze 15 Minuten kochen lassen. Überprüfen Sie den Gargrad und kochen Sie es, bis es goldbraun ist. Servieren (5 Minuten): Genießen Sie das Omelett heiß. Nährwerte (pro Portion): Kalorien: 300 kcal

Protein: 25 gr

Fett: 15 gr

Kohlenhydrate: 10 gr

RÜHEI MIT
LACHS UND SPINAT

Zubereitungszeit: 10 Minuten

Kochzeit: 5 Minuten

Dosierung: 1 Person

Zutaten:

2 Eier

100 g geräucherter Lachs

100 g frischer Spinat

1 Esslöffel Öl

Natives Olivenöl extra

Salz und Pfeffer nach Geschmack

Vorbereitung:

Öl anbraten: Das native Olivenöl extra in einer beschichteten Pfanne erhitzen.

Den Spinat kochen: Den gewaschenen Spinat hinzufügen und einige Minuten kochen lassen, bis er zusammengefallen ist. **Den Lachs hinzufügen:** Den in Streifen geschnittenen Räucherlachs hinzufügen und eine weitere Minute kochen lassen. **Eier verquirlen:** Die Eier in einer Schüssel mit einer Prise Salz und Pfeffer verquirlen. **Eier hineingeben:** Die geschlagenen Eier mit Spinat und Lachs in die Pfanne geben. **Eier kochen:** Die Rühreier bei mittlerer Hitze unter gelegentlichem Rühren kochen, bis die gewünschte Konsistenz erreicht ist. **Servieren:** Das Rührei mit Lachs und Spinat sofort servieren. **Nährwerte (pro Portion):**

Kalorien: 250 kcal

Protein: 25 gr

Fett: 15 gr

Kohlenhydrate: 0 gr

THUNFISCHSALAT MIT TOMATEN UND OLIVEN

Zubereitungszeit: 10 Minuten

Kochzeit: 0 Minuten

Dosierung: 1 Person

Zutaten:

120 g Thunfisch aus der Dose

1 mittelgroße Tomate

50 g entkernte schwarze Oliven

1 Esslöffel Öl

Natives Olivenöl extra

Frischer Oregano (optional)

Salz und Pfeffer nach Geschmack

Vorbereitung:

Tomate schneiden: Die Tomate in kleine Stücke schneiden. Oliven hacken: Die schwarzen Oliven hacken. Den Salat zusammenstellen: In einer Schüssel den abgetropften Thunfisch, die Tomate, die Oliven, das native Olivenöl extra, den frischen Oregano (optional), Salz und Pfeffer vermischen. Zutaten mischen: Die Zutaten gut vermischen. Servieren: Den Thunfischsalat mit Tomaten und Oliven gekühlt servieren.

Nährwerte (pro Portion):

Kalorien: 200 kcal

Protein: 20 gr

Fett: 10 gr

Kohlenhydrate: 5 gr

OMELETTE MIT PILZEN UND KÄSE

Zubereitungszeit: 10 Minuten

Kochzeit: 5 Minuten

Dosierung: 1 Person

Zutaten:

2 Eier

50 g Pilze

frisch (nach Wahl)

20 g Käse

geriebenes Licht

1 Esslöffel Butter

Salz und Pfeffer nach Geschmack

Vorbereitung:

Butter anbraten: Die Butter in einer beschichteten Pfanne anbraten. Pilze kochen: Pilze waschen und in Scheiben schneiden. Geben Sie sie in die Pfanne und kochen Sie sie etwa 5 Minuten lang oder bis sie weich sind. Eier verquirlen: Die Eier in einer Schüssel mit einer Prise Salz und Pfeffer verquirlen. Eier hineingeben: Die geschlagenen Eier mit den Pilzen in die Pfanne geben. Mit Käse bestreuen: Mit leicht geriebenem Käse bestreuen. Das Omelett kochen: Das Omelett bei mittlerer Hitze kochen und in der Mitte falten, sobald die Ränder fester werden. Das Omelett mit Pilzen und Käse heiß servieren.

Nährwerte (pro Portion):

Kalorien: 280 kcal

Protein: 22 gr

Fett: 20 gr

Kohlenhydrate: 2 gr

GEGRILLTER HÜHNERSALAT MIT MIT AVOCADO UND GURKEN

Zubereitungszeit: 15 Minuten

Kochzeit: 10 Minuten

Dosierung: 1 Person

Zutaten:

150g Hähnchenbrust

1/2 reife Avocado

1 mittelgroße Gurke

1 Esslöffel Öl

Natives Olivenöl extra

Zitronensaft (optional)

Salz und Pfeffer nach Geschmack

Vorbereitung:

Braten Sie die Hähnchenbrust auf dem Grill oder in einer beschichteten Pfanne etwa 10 Minuten pro Seite oder bis sie goldbraun und durchgegart ist. Gurke schneiden: Die Gurke waschen und in dünne Scheiben schneiden. Avocado hacken: Die reife Avocado in eine Schüssel geben. Avocado würzen: Beträufeln Sie die Avocado mit etwas Zitronensaft (optional), damit sie nicht schwarz wird. Den Salat zusammenstellen: In einer großen Schüssel das in Scheiben geschnittene gegrillte Hähnchen, die in Scheiben geschnittenen Gurken, die gehackte Avocado, das native Olivenöl extra, Salz und Pfeffer nach Geschmack vermischen. Mischen Sie die Zutaten: Mischen Sie die Zutaten gut, um alles zu vermischen. Den gegrillten Hähnchensalat mit Avocado und Gurken gekühlt servieren. Nährwerte (pro Portion):

Kalorien: 300 kcal, Protein: 30 gr

Fett: 18 g, Kohlenhydrate: 5 g

BRESAOLA-SALAT MIT RUCOLA, PARMESAN UND MELONE

Zubereitungszeit: 10 Minuten

Kochzeit: 0 Minuten

Dosierung: 1 Person

Zutaten:

100g Bresaola

100g Rucola

50 g Parmesan

150 g Melone

Natives Olivenöl extra

Balsamico Essig

Salz und Pfeffer nach Geschmack

Vorbereitung:

Schneiden Sie die Melone in Scheiben und dann in Würfel. In einer Servierschüssel Rucola, geschnittene Bresaola, gewürfelte Melone und Parmesanflocken anrichten. Den Salat mit etwas nativem Olivenöl extra und Balsamico-Essig beträufeln. Mit Salz und Pfeffer abschmecken. Den Bresaola-Salat mit Rucola, Parmesan und Melone frisch servieren.

Nährwerte (pro Portion):

Kalorien: 350 kcal

Protein: 30 gr

Fett: 15 gr

Kohlenhydrate: 5 gr

KONJAK-SPAGHETTI MIT MUSCHELN UND TOMATEN

Zubereitungszeit: 15 Minuten

Kochzeit: 10 Minuten

Dosierung: 1 Person

Zutaten:

200 g Konjak-Spaghetti

200g Muscheln

200g Kirschtomaten

1 Knoblauchzehe

1/2 Glas trockener Weißwein

Frische Petersilie

Natives Olivenöl extra

Salz und Pfeffer nach Geschmack

Vorbereitung:

Spülen Sie die Muscheln sorgfältig unter fließendem Wasser ab, um eventuelle Verunreinigungen zu entfernen. In einer Pfanne das native Olivenöl extra erhitzen und den gehackten Knoblauch eine Minute lang anbraten. Die Muscheln in die Pfanne geben und mit dem Weißwein ablöschen. Decken Sie die Pfanne ab und kochen Sie die Muscheln etwa 5 Minuten lang oder bis sie sich öffnen. Die Kirschtomaten halbieren und zu den Muscheln geben. Noch ein paar Minuten kochen lassen. Die Konjak-Spaghetti abspülen und abtropfen lassen. Den abgetropften Konjak mit den Muscheln und Kirschtomaten in die Pfanne geben. Gut vermischen, um alles zu kombinieren. Nach Geschmack gehackte frische Petersilie, Salz und Pfeffer hinzufügen. Servieren Sie die Konjak-Spaghetti mit Muscheln und Kirschtomaten heiß. Nährwerte (pro Portion): Kalorien: 250 kcal, Protein: 25 gr Fett: 10 g, Kohlenhydrate: 5 g

FENCHELCREME MIT GARNELEN

Zubereitungszeit: 20 Minuten

Kochzeit: 30 Minuten

Dosierung: 1 Person

Zutaten:

200 g Fenchel

1/2 Zwiebel

1/2 mittelgroße Kartoffel

350 ml Gemüsebrühe

100 g gereinigte Garnelen

Natives Olivenöl extra

Salz und Pfeffer nach Geschmack

Vorbereitung:

Fenchel, Zwiebel und Kartoffel waschen und putzen. Den Fenchel in kleine Stücke schneiden, die Zwiebel in Scheiben und die Kartoffel in Würfel schneiden. In einer Pfanne das native Olivenöl extra erhitzen und die Zwiebel einige Minuten anbraten. Den Fenchel und die Kartoffel dazugeben und etwa 5 Minuten kochen lassen, dabei gelegentlich umrühren. Mit der Gemüsebrühe aufgießen und aufkochen. Etwa 20 Minuten kochen lassen oder bis der Fenchel und die Kartoffel weich sind. Mischen Sie die Mischung mit einem Mixer, bis eine glatte Creme entsteht. Die Garnelen zur Sahne geben und eine weitere Minute kochen lassen. Mit Salz und Pfeffer abschmecken. Die Fenchelcreme mit den Garnelen heiß servieren. Nährwerte (pro Portion): Kalorien: 175 kcal, Protein: 15 gr

Fett: 7,5 gr

Kohlenhydrate: 5 gr

LEICHTE FISCHSUPPE MIT GEMISCHTEM GEMÜSE

Zubereitungszeit: 30 Minuten

Kochzeit: 40 Minuten

Dosierung: 1 Person

Zutaten:

250 g gemischter Fisch (inkl Kabeljau, Dorade, Makrele)

100 g gemischtes Gemüse (zwischen einschließlich Karotten, Zucchini, Kartoffeln)

1/2 Zwiebel

1/4 Knoblauchzehe

750 ml Gemüsebrühe

Natives Olivenöl extra

Frische Petersilie

Salz und Pfeffer nach Geschmack

Vorbereitung:

Den Fisch waschen und putzen. Das Gemüse in kleine Stücke schneiden. In einer Pfanne das native Olivenöl extra erhitzen und die gehackte Zwiebel und den Knoblauch einige Minuten anbraten. Das gemischte Gemüse dazugeben und etwa 5 Minuten kochen lassen, dabei gelegentlich umrühren. Mit der Gemüsebrühe aufgießen und aufkochen. Etwa 20 Minuten kochen lassen oder bis das Gemüse weich ist. Den Fisch hinzufügen und weitere 10 Minuten garen, oder bis der Fisch gar ist. Mit Salz und Pfeffer abschmecken. Mit gehackter frischer Petersilie bestreuen. Servieren Sie die leichte Fischsuppe mit gemischtem Gemüse heiß. Nährwerte (pro Portion):

Kalorien: 125 kcal

Protein: 15 gr

Fett: 5 gr

Kohlenhydrate: 2,5 g

THUNFISCH-PILZE-OMELETTE

Zubereitungszeit: 10 Minuten

Kochzeit: 15 Minuten

Dosierung: 1 Person

Zutaten:

2 Eier

70 g natürlicher Thunfisch

50 g frische gemischte Pilze

1/2 kleine Zwiebel

1 Esslöffel Öl

Natives Olivenöl extra

Salz und Pfeffer nach Geschmack

Frische Petersilie

gehackt (optional)

Vorbereitung:

Die Zwiebel fein hacken. Die Pilze waschen und in Scheiben schneiden. Das Öl in einer beschichteten Pfanne erhitzen. Die Zwiebel einige Minuten anbraten, bis sie weich wird. Die Pilze dazugeben und unter häufigem Rühren 5–7 Minuten kochen lassen. Den abgetropften und zerbröselten Thunfisch dazugeben. In einer Schüssel die Eier mit einer Prise Salz und Pfeffer verquirlen. Die Eiermischung mit dem Thunfisch und den Pilzen in die Pfanne geben. Das Omelett bei schwacher Hitze etwa 5 Minuten kochen, bis der Boden eingedickt ist. Das Omelett halbieren und weitere 2-3 Minuten garen. und heiß servieren.

Ernährungswerte:

Kalorien: ca. 300 kcal

Protein: ca. 35 g

Fett: ca. 15 g

Kohlenhydrate: ca. 5 g

LEICHTE KRÄUTER-KÄSE OMELETTE

Zubereitungszeit: 5 Minuten

Kochzeit: 10 Minuten

Dosierung: 1 Person

Zutaten:

2 Eier

20 g heller Ricotta

30 g geriebener Käse

hell (Parmesan, Grana Padano)

Frischer Schnittlauch nach Geschmack

Salz und Pfeffer nach Geschmack

Natives Olivenöl extra

(um die Pfanne einzufetten)

Vorbereitung:

In einer Schüssel die Eier mit einer Prise Salz und Pfeffer verquirlen. Ricotta, geriebenen Käse und gehackten Schnittlauch hinzufügen. Mischen Sie die Mischung gut. Einen Schuss Öl in einer beschichteten Pfanne erhitzen. Die Eiermischung in die Pfanne geben und das Omelett bei schwacher Hitze etwa 5 Minuten lang kochen, bis der Boden eingedickt ist. Das Omelett halbieren und weitere 2–3 Minuten garen. Heiß servieren. Das Gemüse und den Käse können Sie nach Belieben variieren. Für eine noch leichtere Variante können Sie statt ganzer Eier auch nur Eiweiß verwenden.

Ernährungswerte:

Kalorien: ca. 250 kcal

Protein: ca. 25 g

Fett: ca. 12 g

Kohlenhydrate: ca. 3 g

ZUCCHINI-TAGLIATELLE
MIT LINSENSAUCE

Zubereitungszeit: 30 Minuten

Kochzeit: 40 Minuten

Dosierung: 1 Person

Zutaten:

1 große Zucchini

100 g getrocknete Linsen

1/2 kleine Zwiebel

1 kleine Karotte

1 Stange Sellerie

1 Esslöffel Öl

Natives Olivenöl extra

1 Knoblauchzehe

1 geschälte Tomate

1 Lorbeerblatt

Salz und Pfeffer nach Geschmack

Frischer Basilikum

gehackt (optional)

Vorbereitung:

Die Linsen waschen und mindestens 2
Stunden einweichen. In der Zwischenzeit die
Zucchini waschen und mit einem
Kartoffelschäler oder einer Mandoline in
dünne Streifen schneiden, so dass
„Tagliatelle" entstehen. Zwiebel, Karotte
und Sellerie fein hacken. Das Öl in einer
Pfanne erhitzen. Zwiebel, Karotte und
Sellerie einige Minuten anbraten, bis sie
weich sind. Den gehackten Knoblauch
hinzufügen und eine weitere Minute kochen
lassen. Die abgespülten Linsen, die geschälte
Tomate, das Lorbeerblatt, Salz und Pfeffer
hinzufügen.

Den Topf abdecken und bei schwacher Hitze etwa 30 Minuten kochen lassen, dabei gelegentlich umrühren, bis die Linsen gar sind. Während das Ragù kocht, die Zucchini-Tagliatelle in kochendem Salzwasser 2-3 Minuten kochen. Die Zucchini abtropfen lassen und mit etwas Öl würzen. Die Zucchini-Tagliatelle mit dem heißen Linsenragù servieren und mit gehacktem frischem Basilikum bestreuen (optional).

Ernährungswerte:

Kalorien: ca. 400 kcal

Protein: ca. 30 g

Fett: ca. 15 g

Kohlenhydrate: ca. 10 g

WARMER HÜHNERSALAT
MIT PILZEN UND SOJA

Zubereitungszeit: 20 Minuten

Kochzeit: 15 Minuten

Dosierung: 1 Person

Zutaten:

120g geschnittene Hähnchenbrust

100 g frische gemischte Pilze

2 Esslöffel Sojasauce

1 Esslöffel Öl

Natives Olivenöl extra

1/2 kleine Zwiebel

1 Knoblauchzehe

1/2 Zitrone

Gemischter grüner Salat nach Geschmack

Sesamsamen (optional)

Vorbereitung:

Die Pilze waschen und in Scheiben schneiden. Zwiebel und Knoblauch fein hacken. Das Hähnchen mit Sojasauce, Öl, dem Saft einer halben Zitrone, Salz und Pfeffer mindestens 15 Minuten marinieren. Das Öl in einer beschichteten Pfanne erhitzen. Zwiebel und Knoblauch einige Minuten anbraten, bis sie weich sind. Die Pilze dazugeben und unter häufigem Rühren 5–7 Minuten kochen lassen. Fügen Sie das marinierte Hähnchen hinzu und kochen Sie es auf jeder Seite etwa 5 Minuten lang, bis es goldbraun und innen gar ist.

Bereiten Sie in der Zwischenzeit den Salat vor, indem Sie den Salat waschen und auf einen Teller legen. Die gekochten Pilze und das Hühnchen hinzufügen. Mit einem Schuss Öl und dem Saft einer halben Zitrone würzen. Mit Sesamkörnern bestreuen (optional) und warm servieren.

Ernährungswerte:

Kalorien: ca. 350 kcal

Protein: ca. 40 g

Fett: ca. 12 g

Kohlenhydrate: ca. 5 g

GEMÜSELASAGNE MIT HELLER BECHAMELLA

Zubereitungszeit: 45 Minuten

Kochzeit: 45 Minuten

Dosierung: 1 Person

Zutaten:

2 kleine Auberginen

1 mittelgroße Zucchini

1 rote Paprika

1 kleine Zwiebel

200 g helle Béchamelsauce (zubereitet mit Magermilch und Vollkornmehl)

50 g heller Ricotta

50 g geriebener heller Parmesan

Gehackter frischer Basilikum (optional)

Salz und Pfeffer nach Geschmack

Natives Olivenöl extra

(um die Pfanne einzufetten)

Vorbereitung:

Auberginen, Zucchini und Paprika waschen. Die Auberginen der Länge nach in dünne Scheiben schneiden. Die Auberginen auf beiden Seiten einige Minuten grillen, bis sie leicht zusammengefallen sind. Zucchini und Paprika in dünne Scheiben schneiden. Die Zwiebel fein hacken. Einen Spritzer Öl in einer beschichteten Pfanne erhitzen. Die Zwiebel einige Minuten anbraten, bis sie weich wird. Zucchini und Paprika hinzufügen und 5–7 Minuten kochen lassen, dabei häufig umrühren. In einer Schüssel den hellen Ricotta mit dem geriebenen Parmesan und einer Prise Salz und Pfeffer vermischen. Bereiten Sie die helle Béchamelsauce gemäß den Anweisungen auf der Packung zu. Ein Backblech mit Öl einfetten.

Legen Sie eine Schicht gegrillter Auberginen auf den Boden der Pfanne. Etwas helles Béchamel auf den Auberginen verteilen. Die Schicht gekochtes Gemüse (Zucchini und Paprika) darauf verteilen. Einen Löffel der Ricotta-Parmesan-Mischung hinzufügen. Wiederholen Sie die Schichten, bis Ihnen die Zutaten ausgehen. Mit einer Schicht heller Béchamel abschließen. Im vorgeheizten Backofen bei 180 °C ca. 30 Minuten garen, bis die Lasagne goldbraun ist und die Béchamelsauce überbacken ist. Aus dem Ofen nehmen und vor dem Servieren einige Minuten ruhen lassen.

Ernährungswerte:

Kalorien: ca. 450 kcal

Protein: ca. 35 g

Fett: ca. 20 g

Kohlenhydrate: ca. 15 g

BLUMENKOHL-GARNELEN-RISOTTO

Zubereitungszeit: 25 Minuten

Kochzeit: 20 Minuten

Dosierung: 1 Person

Zutaten:

150 g Blumenkohl

100 g gereinigte Garnelen

1/2 kleine Zwiebel

1 Knoblauchzehe

1/2 Glas trockener Weißwein

400 ml leichte Gemüsebrühe

1 Esslöffel natives Olivenöl extra

Gehackte frische Petersilie

Salz und Pfeffer nach Geschmack

Vorbereitung:

Den Blumenkohl waschen und in Röschen schneiden. Zwiebel und Knoblauch fein hacken. Zwiebel und Knoblauch in einer beschichteten Pfanne mit Öl einige Minuten anbraten, bis sie weich sind. Die Blumenkohlröschen dazugeben und unter häufigem Rühren 5 Minuten kochen lassen. Den Weißwein angießen und den Alkohol verdunsten lassen. Die heiße Gemüsebrühe hinzufügen und unter gelegentlichem Rühren etwa 15 Minuten kochen lassen, bis der Blumenkohl weich ist. In der Zwischenzeit die Garnelen in einer anderen beschichteten Pfanne mit etwas Öl auf jeder Seite einige Minuten braten, bis sie goldbraun sind.

Die gekochten Garnelen zum Risotto geben und vorsichtig vermischen. Mit Salz und Pfeffer abschmecken. Schalten Sie den Herd aus und rühren Sie das Risotto mit einem Löffel Butter (optional) unter. Das Risotto heiß servieren und mit frisch gehackter Petersilie bestreut servieren.

Ernährungswerte:

Kalorien: ca. 450 kcal

Protein: ca. 40 g

Fett: ca. 15 g

Kohlenhydrate: ca. 30 g

KÜRBISGNOCCHI MIT SOJARAGU

Zubereitungszeit: 40 Minuten

Kochzeit: 30 Minuten

Dosierung: 1 Person

Zutaten:

200 g Kürbis

50 g Vollkornmehl

1 Ei

1 Esslöffel geriebener Parmesan

Salz und Pfeffer nach Geschmack

Natives Olivenöl extra

(um die Pfanne einzufetten)

Für die Sojasauce:

100 g Tofu

1/2 kleine Zwiebel

1 Knoblauchzehe

2 Esslöffel Sojasauce

1 Esslöffel natives Olivenöl extra

1 geschälte Tomate

1/2 Glas helle Gemüsebrühe

Salz und Pfeffer nach Geschmack

Vorbereitung:

Den Kürbis waschen und in Stücke schneiden. Kochen Sie den Kürbis etwa 15 Minuten lang durch Dämpfen oder kochendes Wasser, bis er weich ist. Den Kürbis mit einer Gabel zerdrücken, um ein Püree zu erhalten. Vollkornmehl, Ei, geriebenen Parmesan, Salz und Pfeffer hinzufügen. Die Mischung gut durchkneten, bis ein glatter und weicher Teig entsteht. Bei Bedarf etwas Vollkornmehl oder Wasser hinzufügen, um die Konsistenz anzupassen. Mit nassen Händen Gnocchi formen. Die Gnocchi auf einem bemehlten Tablett anrichten.

Für die Sojasauce: Den Tofu mit den Händen zerbröckeln. Zwiebel und Knoblauch fein hacken. Das Öl in einer beschichteten Pfanne erhitzen. Zwiebel und Knoblauch einige Minuten anbraten, bis sie weich sind. Den zerbröselten Tofu dazugeben und 5 Minuten kochen lassen, dabei häufig umrühren. Sojasauce, geschälte Tomate, Gemüsebrühe, Salz und Pfeffer hinzufügen. Die Sojasauce unter gelegentlichem Rühren etwa 15 Minuten lang kochen, bis sie dickflüssig ist. Gehacktes frisches Basilikum hinzufügen (optional). Kochen: Die Gnocchi in kochendem Salzwasser 2-3 Minuten kochen, bis sie an der Oberfläche schwimmen. Die Gnocchi abtropfen lassen und mit der scharfen Sojasauce würzen. Ernährungswerte:

Kalorien: ca. 400 kcal

Protein: ca. 35 g

Fett: ca. 15 g

Kohlenhydrate: ca. 20 g

GANZE GANZE PASTA MIT HÄHNCHEN UND PILZEN

Zubereitungszeit: 25 Minuten

Kochzeit: 20 Minuten

Dosierung: 1 Person

Zutaten:

80 g Vollkorn Pasta

120g geschnittene Hähnchenbrust

100 g frische gemischte Pilze

1/2 kleine Zwiebel

1 Knoblauchzehe

1 Esslöffel Öl

Natives Olivenöl extra

1/2 Glas Wein

trockenes Weiß (optional)

Gehackte frische Petersilie

Salz und Pfeffer nach Geschmack

Vorbereitung:

Die Pilze waschen und in Scheiben schneiden. Zwiebel und Knoblauch fein hacken. Das Hähnchen einige Minuten mit einer Prise Salz und Pfeffer marinieren. Das Öl in einer beschichteten Pfanne erhitzen. Zwiebel und Knoblauch einige Minuten anbraten, bis sie weich sind. Die Pilze dazugeben und unter häufigem Rühren 5–7 Minuten kochen lassen. Fügen Sie das marinierte Hähnchen hinzu und kochen Sie es auf jeder Seite etwa 5 Minuten lang, bis es goldbraun und innen gar ist. Mit trockenem Weißwein ablöschen (optional) und den Alkohol verdunsten lassen.

Die Vollkornnudeln in kochendem Salzwasser für die auf der Packung angegebene Zeit kochen. Lassen Sie die Nudeln abtropfen und würzen Sie sie mit einem Schuss Öl, damit sie nicht kleben bleiben. Die Nudeln zum Hähnchen und den Pilzen in die Pfanne geben und gut vermischen. Mit Salz und Pfeffer abschmecken. Die Nudeln heiß servieren und mit gehackter frischer Petersilie bestreut servieren.

Ernährungswerte:

Kalorien: ca. 400 kcal

Protein: ca. 35 g

Fett: ca. 15 g

Kohlenhydrate: ca. 25 g

FISCHSUPPE MIT PERLGERSE

Zubereitungszeit: 30 Minuten

Kochzeit: 40 Minuten

Dosierung: 1 Person

Zutaten:

200 g frischer gemischter Fisch

(Kabeljau, Dorade, Wolfsbarsch)

50 g Graupen

1/2 kleine Zwiebel

1 kleine Karotte

1 Stange Sellerie

1 Knoblauchzehe

1 geschälte Tomate

1 Liter Gemüsebrühe

1 Esslöffel natives Olivenöl extra

Gehackte frische Petersilie

Salz und Pfeffer nach Geschmack

Vorbereitung:

Den Fisch waschen und in Stücke schneiden. Graupen waschen und mindestens 30 Minuten einweichen. Zwiebel, Karotte und Sellerie fein hacken. Zwiebel, Karotte und Sellerie in einer Pfanne mit Öl einige Minuten anbraten, bis sie weich sind. Den gehackten Knoblauch hinzufügen und eine weitere Minute kochen lassen. Die geschälte Tomate hinzufügen und mit einem Löffel zerdrücken. Die Gemüsebrühe dazugeben und aufkochen.

Die abgetropften Graupen hinzufügen und etwa 20 Minuten kochen, bis sie weich sind. Den Fisch dazugeben und weitere 10 Minuten garen, bis er gar ist. Mit Salz und Pfeffer abschmecken. Die Suppe heiß servieren und mit gehackter frischer Petersilie bestreut servieren.

Ernährungswerte:

Kalorien: ca. 350 kcal

Protein: ca. 30 g

Fett: ca. 10 g

Kohlenhydrate: ca. 20 g

GANZE CANNELLONI MIT RICOTTA UND RÜBEN

Zubereitungszeit: 40 Minuten

Kochzeit: 30 Minuten

Dosierung: 1 Person

Zutaten:

4 Vollkorn-Cannelloni

200 g Ricotta

150 g Mangold

1/2 kleine Zwiebel

1 Knoblauchzehe

1 Esslöffel geriebener Parmesan

1 Esslöffel natives Olivenöl extra

Helles Béchamel (mit Milch zubereitet

Mager- und Vollkornmehl)

Gehackte frische Petersilie

Salz und Pfeffer nach Geschmack

Vorbereitung:

Die Rüben waschen und einige Minuten in kochendem Salzwasser kochen. Lassen Sie sie abtropfen und drücken Sie sie gut aus. Zwiebel und Knoblauch fein hacken. Zwiebel und Knoblauch in einer Pfanne mit Öl einige Minuten anbraten, bis sie weich sind. Die gehackten Rüben dazugeben und unter häufigem Rühren 5 Minuten kochen lassen. In einer Schüssel den Ricotta mit dem geriebenen Parmesan, einer Prise Salz und Pfeffer vermischen. Die gekochten Rüben dazugeben und gut vermischen. Die Vollkorn-Cannelloni in kochendem Salzwasser für die auf der Packung angegebene Zeit kochen.

Abtropfen lassen und mit der Ricotta-Mangold-Mischung füllen. Die Cannelloni auf einem Backblech anrichten. Die Cannelloni mit der hellen Béchamelsauce bedecken. Im vorgeheizten Backofen bei 180 °C ca. 20 Minuten garen, bis die Béchamelsauce gratiniert ist. Aus dem Ofen nehmen und vor dem Servieren einige Minuten ruhen lassen. Mit gehackter frischer Petersilie bestreuen.

Ernährungswerte:

Kalorien: ca. 400 kcal

Protein: ca. 35 g

Fett: ca. 15 g

Kohlenhydrate: ca. 25 g

VOLLKORNKUCHEN MIT GEMÜSE DER SAISON

Zubereitungszeit: 45 Minuten

Kochzeit: 40 Minuten

Dosierung: 1 Person

Zutaten:

1 Rolle Vollkorn-Blätterteig

200 g Gemüse der Saison

(Zucchini, Paprika, Auberginen)

1/2 kleine Zwiebel

1 Knoblauchzehe

1 Esslöffel Öl

Natives Olivenöl extra

2 Eier

50 g Ricotta

50 g geriebener Parmesan

Gehackte frische Petersilie

Salz und Pfeffer nach Geschmack

Vorbereitung:

Saisongemüse waschen und in kleine Stücke schneiden. Zwiebel und Knoblauch fein hacken. Zwiebel und Knoblauch in einer Pfanne mit Öl einige Minuten anbraten, bis sie weich sind. Fügen Sie das Gemüse der Saison hinzu und kochen Sie es 10–15 Minuten lang unter häufigem Rühren. In einer Schüssel die Eier mit Ricotta, geriebenem Parmesan, einer Prise Salz und Pfeffer verquirlen. Das gekochte Gemüse zur Ei-Ricotta-Mischung geben und gut vermischen. Den Vollkorn-Blätterteig ausrollen und ein Backblech auslegen.

Die Gemüse-Ricotta-Mischung auf den Blätterteig gießen. Im vorgeheizten Backofen bei 180 °C etwa 40 Minuten backen, bis der herzhafte Kuchen goldbraun ist. Aus dem Ofen nehmen und vor dem Servieren einige Minuten ruhen lassen. Mit gehackter frischer Petersilie bestreuen.

Ernährungswerte:

Kalorien: ca. 450 kcal

Protein: ca. 30 g

Fett: ca. 20 g

Kohlenhydrate: ca. 30 g

GANZE GANZE NUDEL UND HÜLSENSUPPE

Zubereitungszeit: 30 Minuten

Kochzeit: 40 Minuten

Dosierung: 1 Person

Zutaten:

50 g Vollkornnudeln

100 g gemischte Hülsenfrüchte

(z.B. Kichererbsen, Linsen, Bohnen)

1/2 kleine Zwiebel

1 kleine Karotte, 1 Selleriestange

1 Knoblauchzehe, 1 geschälte Tomate

1 Liter Gemüsebrühe

1 Esslöffel natives Olivenöl extra

Gehackte frische Petersilie

Salz und Pfeffer nach Geschmack

Vorbereitung:

Die gemischten Hülsenfrüchte abspülen und mindestens 30 Minuten einweichen. Zwiebel, Karotte und Sellerie fein hacken. Zwiebel, Karotte und Sellerie in einer Pfanne mit Öl einige Minuten anbraten, bis sie weich sind. Den gehackten Knoblauch hinzufügen und eine weitere Minute kochen lassen. Die geschälte Tomate hinzufügen und mit einem Löffel zerdrücken. Die Gemüsebrühe dazugeben und aufkochen. Die abgetropften Hülsenfrüchte hinzufügen und etwa 20 Minuten kochen, bis sie weich sind. Die Vollkornnudeln dazugeben und für die auf der Packung angegebene Zeit garen. Mit Salz und Pfeffer abschmecken. Die Suppe heiß servieren und mit frisch gehackter Petersilie bestreut servieren. Nährwerte: Kalorien: ca. 350 kcal

Protein: ca. 30 g, Fett: ca. 10 g

Kohlenhydrate: ca. 25 g

GANZE GANZE PASTA MIT TOMATEN UND BASILIKUM

Zubereitungszeit: 20 Minuten

Kochzeit: 20 Minuten

Dosierung: 1 Person

Zutaten:

80 g Vollkornnudeln

400 g geschälte Tomaten

1/2 kleine Zwiebel

1 Knoblauchzehe

1 Esslöffel natives Olivenöl extra

Gehacktes frisches Basilikum

Salz und Pfeffer nach Geschmack

Vorbereitung:

Die geschälten Tomaten waschen und in kleine Stücke schneiden. Zwiebel und Knoblauch fein hacken. Zwiebel und Knoblauch in einer Pfanne mit Öl einige Minuten anbraten, bis sie weich sind. Die geschälten Tomaten, eine Prise Salz und Pfeffer hinzufügen. Unter gelegentlichem Rühren etwa 15 Minuten kochen lassen, bis die Sauce dickflüssig ist. Die Vollkornnudeln in kochendem Salzwasser für die auf der Packung angegebene Zeit kochen. Die Nudeln abgießen und mit der Tomatensauce würzen. Den gehackten frischen Basilikum dazugeben und gut vermischen. Die Nudeln heiß servieren.

Ernährungswerte:

Kalorien: ca. 350 kcal

Protein: ca. 25 g

Fett: ca. 10 g

Kohlenhydrate: ca. 30 g

RISOTTO MIT GEMISCHTEN PILZEN

Zubereitungszeit: 25 Minuten

Kochzeit: 20 Minuten

Dosierung: 1 Person

Zutaten:

80 g Carnaroli-Reis

100 g frische gemischte Pilze

1/2 kleine Zwiebel

1 Knoblauchzehe

1 Esslöffel natives Olivenöl extra

1/2 Glas trockener Weißwein (optional)

400 ml leichte Gemüsebrühe

Gehackte frische Petersilie

Salz und Pfeffer nach Geschmack

Vorbereitung:

Die Pilze waschen und in Scheiben schneiden. Zwiebel und Knoblauch fein hacken. Zwiebel und Knoblauch in einer beschichteten Pfanne mit Öl einige Minuten anbraten, bis sie weich sind. Die Pilze dazugeben und unter häufigem Rühren 5–7 Minuten kochen lassen. Mit trockenem Weißwein ablöschen (optional) und den Alkohol verdunsten lassen. Den Carnaroli-Reis dazugeben und eine Minute rösten. Die heiße Gemüsebrühe löffelweise unter ständigem Rühren dazugeben und etwa 15 Minuten kochen lassen, bis der Reis cremig ist. Mit Salz und Pfeffer abschmecken. Schalten Sie den Herd aus und rühren Sie das Risotto mit einem Löffel Butter (optional) unter. Das Risotto heiß servieren und mit frisch gehackter Petersilie bestreut servieren. **Ernährungswerte:**

Kalorien: ca. 400 kcal, Proteine: ca. 30 g

Fett: ca. 15 g, Kohlenhydrate: ca. 25 g

GEMISCHTE HÜLSENSUPPE

Zubereitungszeit: 40 Minuten

Kochzeit: 40 Minuten

Dosierung: 1 Person

Zutaten:

100 g gemischte Hülsenfrüchte

(Kichererbsen, Linsen, Bohnen)

1/2 kleine Zwiebel

1 kleine Karotte

1 Stange Sellerie

1 Knoblauchzehe

1 geschälte Tomate

1 Liter Gemüsebrühe

1 Esslöffel natives Olivenöl extra

Gehackte frische Petersilie

Salz und Pfeffer nach Geschmack

Vorbereitung:

Die gemischten Hülsenfrüchte abspülen und mindestens 30 Minuten einweichen. Zwiebel, Karotte und Sellerie fein hacken. Zwiebel, Karotte und Sellerie in einer Pfanne mit Öl einige Minuten anbraten, bis sie weich sind. Den gehackten Knoblauch hinzufügen und eine weitere Minute kochen lassen. Die geschälte Tomate hinzufügen und mit einem Löffel zerdrücken. Die Gemüsebrühe dazugeben und aufkochen. Die abgetropften Hülsenfrüchte hinzufügen und etwa 20 Minuten kochen, bis sie weich sind. Mit Salz und Pfeffer abschmecken. Die Suppe heiß servieren und mit gehackter frischer Petersilie bestreut servieren.

Ernährungswerte:

Kalorien: ca. 350 kcal

Protein: ca. 30 g

Fett: ca. 10 g

Kohlenhydrate: ca. 25 g

VOLLKORN-PENNE MIT AUBERGINEN, GETROCKNETEN TOMATEN UND BASILIKUM

Zubereitungszeit: 30 Minuten

Kochzeit: 30 Minuten

Dosierung: 1 Person

Zutaten:

80 g Vollkorn-Penne

1 kleine Aubergine

5 getrocknete Tomaten

1/2 kleine Zwiebel

1 Knoblauchzehe

1 Esslöffel natives Olivenöl extra

Gehacktes frisches Basilikum

Salz und Pfeffer nach Geschmack

Vorbereitung:

Aubergine waschen und in Würfel schneiden. Die getrockneten Tomaten 10 Minuten lang in warmem Wasser einweichen. Zwiebel und Knoblauch fein hacken. Zwiebel und Knoblauch in einer Pfanne mit Öl einige Minuten anbraten, bis sie weich sind. Die gewürfelten Auberginen dazugeben und unter häufigem Rühren 10 Minuten kochen lassen. Die getrockneten, ausgepressten und in Stücke geschnittenen Tomaten dazugeben. Unter leichtem Rühren weitere 5 Minuten kochen lassen. Die Vollkorn-Penne in kochendem Salzwasser für die auf der Packung angegebene Zeit garen. Die Nudeln abgießen und mit der Auberginen- und getrockneten Tomatensauce würzen. Den gehackten frischen Basilikum dazugeben und gut vermischen. Die Penne heiß servieren.

Ernährungswerte:

Kalorien: ca. 400 kcal, Protein: ca. 25 g

Fett: ca. 15 g, Kohlenhydrate: ca. 30 g

RICOTTA-SPINAT-GNOCCHI

Zubereitungszeit: 30 Minuten

Kochzeit: 20 Minuten

Dosierung: 1 Person

Zutaten:

200 g Ricotta

100 g Spinat

50 g Vollkornmehl

1 Ei

1 Prise Muskatnuss

Salz und Pfeffer nach Geschmack

Vorbereitung:

Den Spinat waschen und in kochendem Salzwasser eine Minute kochen. Lassen Sie sie abtropfen und drücken Sie sie gut aus. In einer Schüssel Ricotta, Ei, Vollkornmehl, eine Prise Muskatnuss, Salz und Pfeffer vermischen. Den gehackten Spinat dazugeben und gut vermischen. Aus der entstandenen Masse Gnocchi formen. Die Gnocchi in kochendem Salzwasser einige Minuten kochen, bis sie an der Oberfläche schwimmen. Die Gnocchi abtropfen lassen und mit etwas Öl und einer Prise geriebenem Parmesan (optional) würzen.

Ernährungswerte:

Kalorien: ca. 400 kcal

Protein: ca. 35 g

Fett: ca. 15 g

Kohlenhydrate: ca. 20 g

PENNE MIT GEGRILLTEM GEMÜSE UND FETA

Zubereitungszeit: 20 Minuten

Kochzeit: 20 Minuten

Dosierung: 1 Person

Zutaten:

80 g Vollkorn-Penne

1 kleine Zucchini

1 kleiner Pfeffer

1 kleine Aubergine

100 g Feta

1 Esslöffel natives Olivenöl extra

Gehacktes frisches Basilikum

Salz und Pfeffer nach Geschmack

Vorbereitung:

Das Gemüse waschen und in Streifen schneiden. Das Gemüse etwa 10 Minuten grillen, dabei häufig wenden. Die Vollkorn-Penne in kochendem Salzwasser für die auf der Packung angegebene Zeit garen. Den Feta in einer Pfanne mit etwas Öl eine Minute schmelzen. Die Nudeln abgießen und mit dem gegrillten Gemüse und dem geschmolzenen Feta würzen. Den gehackten frischen Basilikum dazugeben und gut vermischen. Die Penne heiß servieren.

Ernährungswerte:

Kalorien: ca. 450 kcal

Protein: ca. 30 g

Fett: ca. 20 g

Kohlenhydrate: ca. 25 g

GANZES RISOTTO MIT ZUCCHINI UND GARNELEN

Zubereitungszeit: 25 Minuten

Kochzeit: 20 Minuten

Dosierung: 1 Person

Zutaten:

80 g Vollkorn-Carnaroli-Reis

100 g Zucchini

100 g gereinigte Garnelen

1/2 kleine Zwiebel

1 Knoblauchzehe

1 Esslöffel natives Olivenöl extra

1/2 Glas trockener Weißwein (optional)

400 ml leichte Gemüsebrühe

Gehackte frische Petersilie

Salz und Pfeffer nach Geschmack

Vorbereitung:

Die Zucchini waschen und in Würfel schneiden. Garnelen schälen und putzen. Zwiebel und Knoblauch fein hacken. Zwiebel und Knoblauch in einer beschichteten Pfanne mit Öl einige Minuten anbraten, bis sie weich sind. Die gewürfelten Zucchini dazugeben und unter häufigem Rühren 5–7 Minuten kochen lassen. Mit trockenem Weißwein ablöschen (optional) und den Alkohol verdunsten lassen. Den Vollkorn-Carnaroli-Reis dazugeben und eine Minute rösten. Die heiße Gemüsebrühe löffelweise unter ständigem Rühren dazugeben und etwa 15 Minuten kochen lassen, bis der Reis cremig ist.

Die Garnelen dazugeben und weitere 2-3 Minuten kochen lassen. Mit Salz und Pfeffer abschmecken. Schalten Sie den Herd aus und rühren Sie das Risotto mit einem Löffel Butter (optional) unter. Das Risotto heiß servieren und mit frisch gehackter Petersilie bestreut servieren.

Ernährungswerte:

Kalorien: ca. 500 kcal

Protein: ca. 40 g

Fett: ca. 20 g

Kohlenhydrate: ca. 30 g

GANZE GANZE TORTELLINI MIT PUTENSAUCE

Zubereitungszeit: 45 Minuten

Kochzeit: 40 Minuten

Dosierung: 1 Person

Zutaten:

200 g Vollkorn-Tortellini

200 g gehackter Truthahn

1/2 kleine Zwiebel

1 kleine Karotte

1 Stange Sellerie

1 Knoblauchzehe

400 g geschälte Tomaten

1 Esslöffel natives Olivenöl extra

Gehacktes frisches Basilikum

Salz und Pfeffer nach Geschmack

Vorbereitung:

Zwiebel, Karotte und Sellerie fein hacken. Zwiebel, Karotte und Sellerie in einer Pfanne mit Öl einige Minuten anbraten, bis sie weich sind. Den gehackten Knoblauch hinzufügen und eine weitere Minute kochen lassen. Fügen Sie das Putenhackfleisch hinzu und kochen Sie es unter häufigem Rühren etwa 5 Minuten lang. Die geschälten Tomaten, eine Prise Salz und Pfeffer hinzufügen. Unter gelegentlichem Rühren etwa 20 Minuten kochen lassen, bis der Ragù dick ist. Die Vollkorn-Tortellini in kochendem Salzwasser für die auf der Packung angegebene Zeit garen. Die Tortellini abtropfen lassen und mit dem Putenragù würzen. Den gehackten frischen Basilikum dazugeben und gut vermischen. Die Tortellini heiß servieren. Ernährungswerte:

Kalorien: ca. 600 kcal, Proteine: ca. 50 g

Fett: ca. 25 g, Kohlenhydrate: ca. 40 g

REZEPTE
ZWEITEN GÄNGE

LACHSFILET MIT ZITRONE MIT GEGRILLTEM GEMÜSE

Zubereitungszeit: 20 Minuten

Kochzeit: 20 Minuten

Dosierung: 1 Person

Zutaten:

150 g Lachsfilet

1 Zitrone

1 Esslöffel natives Olivenöl extra

Gehackte frische Petersilie

Salz und Pfeffer nach Geschmack

Gegrilltes Gemüse nach Geschmack

(Zucchini, Paprika, Auberginen)

Vorbereitung:

Das Lachsfilet waschen und mit Küchenpapier gut trocknen. Den Lachs von beiden Seiten salzen und pfeffern. Drücken Sie den Saft einer Zitrone auf den Lachs und massieren Sie ihn sanft ein. Erhitzen Sie das native Olivenöl extra in einer beschichteten Pfanne. Das Lachsfilet auf jeder Seite etwa 5 Minuten braten, bis es goldbraun und durchgegart ist. In der Zwischenzeit das Gemüse nach Belieben grillen. Das Lachsfilet mit dem Grillgemüse servieren und mit gehackter frischer Petersilie garnieren.

Ernährungswerte:

Kalorien: ca. 450 kcal

Protein: ca. 40 g

Fett: ca. 20 g

Kohlenhydrate: ca. 5 g

GEBACKENE HÄHNCHENBRUST MIT AROMATISCHEN KRÄUTERN

Zubereitungszeit: 20 Minuten

Kochzeit: 30 Minuten

Dosierung: 1 Person

Zutaten:

150 g Hähnchenbrust

1 Esslöffel Öl

Natives Olivenöl extra

1 Knoblauchzehe

Frischer Rosmarin

Frischer Salbei

Frischer Thymian

Salz und Pfeffer nach Geschmack

Vorbereitung:

Den Backofen auf 180°C vorheizen. Die Hähnchenbrust waschen und mit Küchenpapier gut trocknen. In einer Schüssel das native Olivenöl extra, den gehackten Knoblauch, den frischen Rosmarin, den frischen Salbei und den frischen Thymian vermischen. Die Hähnchenbrust von beiden Seiten salzen und pfeffern. Die Hähnchenbrust mit der Kräutermischung bestreichen. Die Hähnchenbrust etwa 30 Minuten im Ofen garen, bis sie goldbraun und durchgegart ist. Servieren Sie die Hähnchenbrust mit einer Gemüsebeilage Ihrer Wahl.

Ernährungswerte:

Kalorien: ca. 350 kcal

Protein: ca. 45 g

Fett: ca. 15 g

Kohlenhydrate: ca. 0 g

SPARGEL-PILZE-OMELETTE

Zubereitungszeit: 15 Minuten

Kochzeit: 10 Minuten

Dosierung: 1 Person

Zutaten:

2 Eier

100 g Spargel

50 g gemischte Pilze

1/2 kleine Zwiebel

1 Esslöffel Öl

Natives Olivenöl extra

Gehackte frische Petersilie

Salz und Pfeffer nach Geschmack

Vorbereitung:

Den Spargel waschen und in kleine Stücke schneiden. Die Pilze waschen und in Scheiben schneiden. Die Zwiebel fein hacken. Die Zwiebel in einer beschichteten Pfanne mit Öl einige Minuten anbraten, bis sie weich wird. Den Spargel und die Pilze dazugeben und unter häufigem Rühren 5 Minuten kochen lassen. In einer Schüssel die Eier mit einer Prise Salz und Pfeffer verquirlen. Die Eiermischung mit dem Spargel und den Pilzen in die Pfanne geben. Kochen Sie das Omelett etwa 5 Minuten lang, bis es gar ist. Das Omelett halbieren und servieren. Mit gehackter frischer Petersilie garnieren.

Ernährungswerte:

Kalorien: ca. 300 kcal

Protein: ca. 30 g

Fett: ca. 15 g

Kohlenhydrate: ca. 5 g

GEDÄMPFTER LACHS MIT ZITRONEN SAUCE UND KRÄUTERN

Zubereitungszeit: 15 Minuten

Kochzeit: 10 Minuten

Dosierung: 1 Person

Zutaten:

150 g Lachsfilet

1 Zitrone

1 Esslöffel Öl

Natives Olivenöl extra

Gehackte frische Petersilie

Gehackter frischer Dill

Salz und Pfeffer nach Geschmack

Vorbereitung:

Das Lachsfilet waschen und mit Küchenpapier gut trocknen. Den Lachs von beiden Seiten salzen und pfeffern. Den Lachs etwa 10 Minuten lang dämpfen, bis er gar ist. Bereiten Sie in der Zwischenzeit die Zitronen-Kräuter-Sauce zu: Mischen Sie in einer Schüssel den Saft einer Zitrone, das native Olivenöl extra, die gehackte frische Petersilie und den gehackten frischen Dill. Den gedämpften Lachs mit der Zitronen-Kräuter-Sauce servieren.

Ernährungswerte:

Kalorien: ca. 350 kcal

Protein: ca. 40 g

Fett: ca. 15 g

Kohlenhydrate: ca. 0 g

GEGRILLTES RINDERFILET MIT GERÖSTETEN TOMATEN

Zubereitungszeit: 20 Minuten

Kochzeit: 20 Minuten

Dosierung: 1 Person

Zutaten:

150 g Rinderfilet

2 Tomaten

1 Esslöffel Öl

Natives Olivenöl extra

Frischer Rosmarin

Frischer Salbei

Salz und Pfeffer nach Geschmack

Vorbereitung:

Das Rinderfilet waschen und mit Küchenpapier gut trocknen. Das Rinderfilet von beiden Seiten salzen und pfeffern. Die Tomaten waschen und halbieren. Mischen Sie in einer Schüssel das native Olivenöl extra, frischen Rosmarin und frischen Salbei. Die Tomaten mit der Kräutermischung bestreichen. Das gegrillte Rinderfilet auf jeder Seite etwa 5 Minuten braten, bis es goldbraun und durchgegart ist. In der Zwischenzeit die Tomaten im Ofen bei 180 °C ca. 15 Minuten garen, bis sie geröstet sind. Das Rinderfilet mit den gerösteten Tomaten servieren.

Ernährungswerte:

Kalorien: ca. 400 kcal

Protein: ca. 45 g

Fett: ca. 20 g

Kohlenhydrate: ca. 5 g

GEGRILLTER SCHWERTFISCH MIT SPINAT-SEITE

Zubereitungszeit: 20 Minuten

Kochzeit: 15 Minuten

Dosierung: 1 Person

Zutaten:

150 g Schwertfisch

200 g Spinat

1 Knoblauchzehe

1 Esslöffel Öl

Natives Olivenöl extra

Salz und Pfeffer nach Geschmack

Vorbereitung:

Den Schwertfisch waschen und mit Küchenpapier gut trocknen. Den Schwertfisch von beiden Seiten salzen und pfeffern. Den Schwertfisch auf jeder Seite etwa 5 Minuten grillen, bis er goldbraun und durchgegart ist. In der Zwischenzeit den Spinat waschen und in kochendem Salzwasser eine Minute kochen. Lassen Sie sie abtropfen und drücken Sie sie gut aus. In einer Pfanne das native Olivenöl extra erhitzen und den gehackten Knoblauch eine Minute lang anbraten. Den Spinat dazugeben und unter häufigem Rühren 5 Minuten kochen lassen. Den Schwertfisch mit dem sautierten Spinat servieren.

Ernährungswerte:

Kalorien: ca. 350 kcal

Protein: ca. 40 g

Fett: ca. 15 g

Kohlenhydrate: ca. 5 g

THUNFISCHSALAT MIT TOMATEN UND GURKEN

Zubereitungszeit: 10 Minuten

Kochzeit: 0

Dosierung: 1 Person

Zutaten:

150g Thunfisch aus der Dose

100 g Kirschtomaten

1 Gurke

1/2 rote Zwiebel

1 Esslöffel Öl

Natives Olivenöl extra

Gehackte frische Petersilie

Salz und Pfeffer nach Geschmack

Vorbereitung:

Die Kirschtomaten waschen und halbieren.
Die Gurke waschen und in dünne Scheiben
schneiden. Die rote Zwiebel fein hacken. In
einer Schüssel Thunfisch, Kirschtomaten,
Gurke, rote Zwiebel, natives Olivenöl extra,
gehackte frische Petersilie, Salz und Pfeffer
nach Geschmack vermischen. Den frischen
Thunfischsalat servieren.

Ernährungswerte:

Kalorien: ca. 350 kcal

Protein: ca. 40 g

Fett: ca. 20 g

Kohlenhydrate: ca. 5 g

GEBACKENES KABELJAU-FILET MIT TOMATEN UND OREGANO

Zubereitungszeit: 15 Minuten

Kochzeit: 20 Minuten

Dosierung: 1 Person

Zutaten:

150 g Kabeljaufilet

100 g Kirschtomaten

1 Esslöffel Öl

Natives Olivenöl extra

Frisches Oregano

Salz und Pfeffer nach Geschmack

Vorbereitung:

Den Backofen auf 180°C vorheizen. Das Kabeljaufilet waschen und mit Küchenpapier gut trocknen. Das Kabeljaufilet von beiden Seiten salzen und pfeffern. Fetten Sie den Boden einer Backform mit nativem Olivenöl extra ein. Das Kabeljaufilet in der Pfanne anrichten und die halbierten Kirschtomaten darauf verteilen. Mit frischem Oregano bestreuen. Im Ofen etwa 20 Minuten backen, bis der Kabeljau gar ist. Das gebackene Kabeljaufilet mit Kirschtomaten und Oregano servieren.

Ernährungswerte:

Kalorien: ca. 300 kcal

Protein: ca. 45 g

Fett: ca. 10 g

Kohlenhydrate: ca. 5 g

HÄHNCHENR CURRY MIT GEGRILLTEM GEMÜSE

Zubereitungszeit: 25 Minuten

Kochzeit: 20 Minuten

Dosierung: 1 Person

Zutaten:

150 g Hähnchenbrust

1 Esslöffel natives Olivenöl extra

1 kleine Zwiebel

1 Knoblauchzehe

1 Teelöffel Currypulver

400 ml Kokosmilch

100 g gegrilltes Gemüse nach Geschmack

(Zucchini, Paprika, Auberginen)

Gehackte frische Petersilie, Salz und Pfeffer nach Geschmack

Vorbereitung:

Die Hähnchenbrust waschen und mit Küchenpapier gut trocknen. Hähnchenbrust in Würfel schneiden. In einer beschichteten Pfanne das native Olivenöl extra erhitzen und die gehackte Zwiebel und den gehackten Knoblauch einige Minuten anbraten, bis sie weich sind. Das Currypulver dazugeben und gut vermischen. Die gewürfelte Hähnchenbrust dazugeben und unter häufigem Rühren 5 Minuten kochen lassen. Die Kokosmilch dazugeben und etwa 15 Minuten kochen lassen, bis das Hähnchen gar ist und die Soße eingedickt ist. Gegrilltes Gemüse nach Geschmack hinzufügen und vorsichtig vermischen. Das Hühnercurry mit gehackter frischer Petersilie servieren.

Ernährungswerte:

Kalorien: ca. 500 kcal, Proteine: ca. 45 g

Fett: ca. 25 g, Kohlenhydrate: ca. 5 g

GEGRILLTER LACHS MIT ZITRUS-SAUCE

Zubereitungszeit: 15 Minuten

Kochzeit: 15 Minuten

Dosierung: 1 Person

Zutaten:

150 g Lachsfilet

1 Zitrone

1 Orange

1 Esslöffel Öl

Natives Olivenöl extra

Gehackte frische Petersilie

Salz und Pfeffer nach Geschmack

Vorbereitung:

Das Lachsfilet waschen und mit Küchenpapier gut trocknen. Den Lachs von beiden Seiten salzen und pfeffern. Den Lachs auf jeder Seite etwa 10 Minuten grillen, bis er goldbraun und durchgegart ist. In der Zwischenzeit die Zitrussauce zubereiten: In einer Schüssel den Saft einer Zitrone, den Saft einer Orange, das native Olivenöl extra und die gehackte frische Petersilie vermischen. Den gegrillten Lachs mit der Zitrussauce servieren.

Ernährungswerte:

Kalorien: ca. 400 kcal

Protein: ca. 40 g

Fett: ca. 20 g

Kohlenhydrate: ca. 5 g

RINDERSTEAK MIT PAPRIKA UND ZWIEBELN

Zubereitungszeit: 20 Minuten

Kochzeit: 20 Minuten

Dosierung: 1 Person

Zutaten:

150 g Rindersteak

1 grüne Paprika

1 kleine Zwiebel

1 Esslöffel Öl

Natives Olivenöl extra

Frischer Rosmarin

Frischer Salbei

Salz und Pfeffer nach Geschmack

Vorbereitung:

Das Rindersteak waschen und mit Küchenpapier gut trocknen. Das Steak auf beiden Seiten salzen und pfeffern. Die grüne Paprika waschen und in Scheiben schneiden. Die Zwiebel fein hacken. In einer beschichteten Pfanne das native Olivenöl extra erhitzen und die Zwiebel einige Minuten anbraten, bis sie weich wird. Fügen Sie die geschnittene Paprika hinzu und kochen Sie sie 5 Minuten lang unter häufigem Rühren. Grillen Sie das Steak etwa 5 Minuten pro Seite, bis es braun und durchgegart ist. Steak mit sautierten Paprika und Zwiebeln servieren, garniert mit frischem Rosmarin und frischem Salbei.
Ernährungswerte:

Kalorien: ca. 450 kcal

Protein: ca. 50 g

Fett: ca. 20 g

Kohlenhydrate: ca. 5 g

HÄHNCHENBRUST GEFÜLLT MIT SPINAT UND DÜNNEM KÄSE

Zubereitungszeit: 25 Minuten

Kochzeit: 30 Minuten

Dosierung: 1 Person

Zutaten:

150 g Hähnchenbrust

200 g Spinat

50 g Ricotta

1 Knoblauchzehe

1 Esslöffel Öl

Natives Olivenöl extra

Frischer Salbei

Salz und Pfeffer nach Geschmack

Vorbereitung:

Die Hähnchenbrust waschen und mit Küchenpapier gut trocknen. Öffnen Sie mit einem scharfen Messer eine Tasche in der Hähnchenbrust. In einer Pfanne das native Olivenöl extra erhitzen und den gehackten Knoblauch eine Minute lang anbraten. Den Spinat dazugeben und unter häufigem Rühren 5 Minuten kochen lassen. Lassen Sie sie abtropfen und drücken Sie sie gut aus. In einer Schüssel Spinat, Ricotta, frischen Salbei, Salz und Pfeffer nach Geschmack vermischen. Die Hähnchenbrust mit der Spinat-Ricotta-Mischung füllen. Verschließen Sie die Hähnchenbrusttasche mit Kochgarn. Die Hähnchenbrust im Ofen bei 180 °C etwa 30 Minuten lang garen, bis sie goldbraun und gar ist. Ernährungswerte:

Kalorien: ca. 400 kcal

Protein: ca. 50 g

Fett: ca. 15 g

Kohlenhydrate: ca. 5 g

GEGRILLTER THUNFISCH MIT TOMATEN-BASILIKUM-SAUCE

Zubereitungszeit: 15 Minuten

Kochzeit: 10 Minuten

Dosierung: 1 Person

Zutaten:

150 g frischer Thunfisch

200 g geschälte Tomaten

1/2 kleine Zwiebel

1 Knoblauchzehe

1 Esslöffel Öl

Natives Olivenöl extra

Frischer Basilikum

Salz und Pfeffer nach Geschmack

Vorbereitung:

Den frischen Thunfisch waschen und mit Küchenpapier gut trocknen. Den Thunfisch von beiden Seiten salzen und pfeffern. Den Thunfisch auf jeder Seite etwa 5 Minuten grillen, bis er goldbraun und gar ist. In der Zwischenzeit die Tomaten-Basilikum-Sauce zubereiten: In einer Pfanne das native Olivenöl extra erhitzen und die gehackten Zwiebeln und den gehackten Knoblauch einige Minuten anbraten, bis sie weich werden. Die geschälten Tomaten dazugeben und mit einer Gabel zerdrücken. Unter häufigem Rühren etwa 10 Minuten kochen lassen, bis die Sauce eingedickt ist. Nach Belieben gehacktes frisches Basilikum, Salz und Pfeffer hinzufügen. Den gegrillten Thunfisch mit der Tomaten-Basilikum-Sauce servieren. Ernährungswerte:

Kalorien: ca. 400 kcal

Protein: ca. 50 g

Fett: ca. 15 g

Kohlenhydrate: ca. 5 g

KABELJAU IM PAKET MIT GEMISCHTEM GEMÜSE

Zubereitungszeit: 20 Minuten

Kochzeit: 20 Minuten

Dosierung: 1 Person

Zutaten:

150 g Kabeljaufilet

200 g gemischtes Gemüse

(Zucchini, Paprika, Karotten)

1/2 kleine Zwiebel

1 Knoblauchzehe

1 Esslöffel Öl

Natives Olivenöl extra

Gehackte frische Petersilie

Salz und Pfeffer nach Geschmack

Vorbereitung:

Den Backofen auf 180°C vorheizen. Das Kabeljaufilet waschen und mit Küchenpapier gut trocknen. Das gemischte Gemüse waschen und in Stücke schneiden. In einer Schüssel das Gemüse mit dem nativen Olivenöl extra, Salz und Pfeffer nach Geschmack vermischen. Das Kabeljaufilet auf ein Blatt Backpapier legen. Das Gemüse rund um den Kabeljau verteilen. Verschließen Sie die Backpapiertüte. Im Ofen etwa 20 Minuten backen, bis der Kabeljau gar und das Gemüse weich ist. Den Kabeljau in Folie mit gehackter frischer Petersilie servieren.

Ernährungswerte:

Kalorien: ca. 350 kcal

Protein: ca. 45 g

Fett: ca. 10 g

Kohlenhydrate: ca. 5 g

GEBACKENER TRUTHAHN MIT MEDITERRANEN GEWÜRZEN

Zubereitungszeit: 25 Minuten

Kochzeit: 40 Minuten

Dosierung: 1 Person

Zutaten:

150g Putenbrust

1 Esslöffel Öl

Natives Olivenöl extra

1 Teelöffel getrockneter Oregano

1/2 Teelöffel getrockneter Thymian

1/4 Teelöffel süßer Paprika

Salz und Pfeffer nach Geschmack

Vorbereitung:

Den Backofen auf 180°C vorheizen. Die Putenbrust waschen und mit Küchenpapier gut trocknen. In einer Schüssel das native Olivenöl extra, getrockneten Oregano, getrockneten Thymian, süßen Paprika, Salz und Pfeffer nach Geschmack vermischen. Die Gewürzmischung über die Putenbrust streuen. Die Putenbrust auf ein mit Backpapier ausgelegtes Backblech legen. Im Ofen etwa 40 Minuten backen, bis der Truthahn gebräunt und durchgegart ist.

Ernährungswerte:

Kalorien: ca. 350 kcal

Protein: ca. 50 g

Fett: ca. 15 g

Kohlenhydrate: ca. 0 g

KALBS-MILANESE MIT GEMISCHTEM SALAT

Zubereitungszeit: 20 Minuten

Kochzeit: 15 Minuten

Dosierung: 1 Person

Zutaten:

150 g Kalbfleischscheibe

1 Ei

Hartweizenglutenmehl

Semmelbrösel

Samenöl zum Braten

gemischter Salat

(Salat, Kirschtomaten, Gurken)

Zitrone

Natives Olivenöl extra

Salz und Pfeffer nach Geschmack

Vorbereitung:

Das Ei in einer flachen Schüssel verquirlen. Geben Sie das Hartweizenglutenmehl in eine andere flache Schüssel. In einer dritten flachen Schüssel die Semmelbrösel mit einer Prise Salz vermischen. Tauchen Sie die Kalbsscheibe in das Hartweizenglutenmehl, dann in das geschlagene Ei und schließlich in die Semmelbrösel. Das Pflanzenöl in einer beschichteten Pfanne erhitzen. Die Kalbsscheibe auf jeder Seite etwa 5 Minuten braten, bis sie goldbraun und gar ist. In der Zwischenzeit den gemischten Salat zubereiten: Salat waschen und trocknen, Kirschtomaten und Gurken schneiden. Den Salat mit Zitronensaft, nativem Olivenöl extra, Salz und Pfeffer abschmecken. Das Mailänder Schnitzel mit dem gemischten Salat servieren. Ernährungswerte: Kalorien: ca. 500 kcal, Protein: ca. 50 g, Fett: ca. 30 g

Kohlenhydrate: ca. 5 g

GEBACKENE LACHSFORELLE MIT KARTOFFELN

Zubereitungszeit: 20 Minuten

Kochzeit: 30 Minuten

Dosierung: 1 Person

Zutaten:

150 g Lachsforelle

200 g Kartoffeln

1 Esslöffel Öl

Natives Olivenöl extra

Frischer Rosmarin

Frischer Salbei

Salz und Pfeffer nach Geschmack

Vorbereitung:

Den Backofen auf 180°C vorheizen. Die Lachsforelle waschen und mit Küchenpapier gut trocknen. Die Lachsforelle von beiden Seiten salzen und pfeffern. Die Kartoffeln schälen und in Scheiben schneiden. Legen Sie die Kartoffelscheiben auf ein Backblech und würzen Sie sie mit nativem Olivenöl extra, Salz und Pfeffer nach Geschmack. Die Lachsforelle auf die Kartoffeln legen. Mit frischem Rosmarin und frischem Salbei garnieren. Im Ofen etwa 30 Minuten backen, bis die Lachsforelle gar und die Kartoffeln goldbraun sind.

Ernährungswerte:

Kalorien: ca. 500 kcal

Protein: ca. 40 g

Fett: ca. 25 g

Kohlenhydrate: ca. 10 g

GEMÜSE-ROLLEN MIT FETA UND TOMATEN

Zubereitungszeit: 20 Minuten

Kochzeit: 15 Minuten

Dosierung: 1 Person

Zutaten:

1 mittelgroße Zucchini

1 mittelgroße Aubergine

100 g Feta

5 Kirschtomaten

1 Esslöffel Öl

Natives Olivenöl extra

Frischer Basilikum

Salz und Pfeffer nach Geschmack

Vorbereitung:

Zucchini und Aubergine waschen und in dünne Streifen schneiden. Die Zucchini- und Auberginenstreifen auf jeder Seite einige Minuten grillen, bis sie weich sind. Den Feta in eine Schüssel zerbröseln. Die Kirschtomaten in kleine Stücke schneiden. Feta, Kirschtomaten, natives Olivenöl extra, frisches Basilikum, Salz und Pfeffer nach Geschmack vermischen. Auf jeden Streifen gegrillter Zucchini und Aubergine einen Löffel der Feta-Kirschtomaten-Mischung geben. Die Gemüsestreifen zu Rollen formen. Die Gemüseröllchen mit Feta und Tomaten servieren. Ernährungswerte:

Kalorien: ca. 350 kcal

Protein: ca. 30 g

Fett: ca. 20 g

Kohlenhydrate: ca. 5 g

ZITRONEN-HÄHNCHENBRUST MIT BRAUNEM REIS

Zubereitungszeit: 20 Minuten

Kochzeit: 30 Minuten

Dosierung: 1 Person

Zutaten:

150 g Hähnchenbrust

1 Zitrone

1 Esslöffel Öl

Natives Olivenöl extra

Frischer Rosmarin

Frischer Salbei

Salz und Pfeffer nach Geschmack

80 g brauner Reis

Vorbereitung:

Die Hähnchenbrust waschen und mit Küchenpapier gut trocknen. Die Hähnchenbrust von beiden Seiten salzen und pfeffern. In einer beschichteten Pfanne das native Olivenöl extra erhitzen und die Hähnchenbrust etwa 5 Minuten auf jeder Seite braten, bis sie goldbraun und gar ist. Bereiten Sie in der Zwischenzeit den Naturreis vor: Spülen Sie den Reis unter fließendem Wasser ab und kochen Sie ihn in kochendem Salzwasser etwa 30 Minuten lang, bis er weich ist. Servieren Sie die Zitronenhähnchenbrust mit braunem Reis, garniert mit frischem Rosmarin und frischem Salbei.

Ernährungswerte:

Kalorien: ca. 450 kcal

Protein: ca. 50 g

Fett: ca. 15 g

Kohlenhydrate: ca. 20 g

PUTEN-JAKOBSMUSCHELN MIT PILZEN UND PETERSILIE

Zubereitungszeit: 25 Minuten

Kochzeit: 20 Minuten

Dosierung: 1 Person

Zutaten:

150 g Putenscheiben

200 g gemischte Pilze

1/2 kleine Zwiebel

1 Knoblauchzehe

1 Esslöffel Öl

Natives Olivenöl extra

Gehackte frische Petersilie

Salz und Pfeffer nach Geschmack

Vorbereitung:

Die Putenscheiben waschen und mit Küchenpapier gut trocknen. Die Putenscheiben von beiden Seiten salzen und pfeffern. In einer beschichteten Pfanne das native Olivenöl extra erhitzen und die gehackte Zwiebel und den gehackten Knoblauch einige Minuten anbraten, bis sie weich sind. Fügen Sie die gemischten Pilze hinzu und kochen Sie sie etwa 5 Minuten lang unter häufigem Rühren. Fügen Sie die Putenscheiben hinzu und braten Sie sie auf jeder Seite etwa 5 Minuten lang, bis sie goldbraun und gar sind. Die gehackte frische Petersilie dazugeben und vorsichtig vermischen. Die Putenschnitzel mit Pilzen und Petersilie servieren. Ernährungswerte:

Kalorien: ca. 400 kcal

Protein: ca. 45 g

Fett: ca. 15 g

Kohlenhydrate: ca. 5 g

LACHS IN PAPIER GEMÜSE UND PESTO

Zubereitungszeit: 20 Minuten

Kochzeit: 20 Minuten

Dosierung: 1 Person

Zutaten:

150 g Lachsfilet

200 g gemischtes Gemüse (z. B. Zucchini, Paprika, Karotten)

1 Esslöffel Pesto

1/2 kleine Zwiebel

1 Knoblauchzehe

1 Esslöffel natives Olivenöl extra

Gehackte frische Petersilie

Salz und Pfeffer nach Geschmack

Vorbereitung:

Den Backofen auf 180°C vorheizen. Das Lachsfilet waschen und mit Küchenpapier gut trocknen. Das gemischte Gemüse waschen und in Stücke schneiden. In einer Schüssel das Gemüse mit dem nativen Olivenöl extra, Salz und Pfeffer nach Geschmack vermischen. Das Lachsfilet auf ein Blatt Backpapier legen. Das Gemüse rund um den Lachs anrichten. Pesto und gehackte frische Petersilie hinzufügen. Verschließen Sie die Backpapiertüte. Im Ofen etwa 20 Minuten backen, bis der Lachs gar und das Gemüse weich ist.

Ernährungswerte:

Kalorien: ca. 450 kcal

Protein: ca. 45 g

Fett: ca. 20 g

Kohlenhydrate: ca. 5 g

VEGETARISCHER BURGER KICHERERBSENUND LINSEN

Zubereitungszeit: 30 Minuten

Kochzeit: 20 Minuten

Dosierung: 1 Person

Zutaten:

100 g getrocknete Kichererbsen

100 g getrocknete Linsen

1 kleine Zwiebel

1 Knoblauchzehe

1 Karotte

1 Stange Sellerie

1 Esslöffel Semmelbrösel

1/2 Teelöffel Kreuzkümmel

1/4 Teelöffel süßer Paprika

1/4 Teelöffel Kurkuma

Salz und Pfeffer nach Geschmack

Extra natives Olivenöl zum Braten

Vorbereitung:

Kichererbsen und Linsen unter fließendem Wasser abspülen und mindestens 12 Stunden einweichen. Lassen Sie sie abtropfen und spülen Sie sie erneut aus. In einem Topf Kichererbsen und Linsen in kochendem Wasser etwa 30 Minuten kochen, bis sie weich sind. In der Zwischenzeit Zwiebel, Knoblauch, Karotte und Sellerie hacken. In einer beschichteten Pfanne einen Schuss natives Olivenöl extra erhitzen und das gehackte Gemüse einige Minuten lang anbraten, bis es weich ist. Die gekochten Kichererbsen und Linsen abgießen und mit einer Gabel zerdrücken.

Gehacktes Gemüse, Semmelbrösel, Kreuzkümmel, süßes Paprikapulver, Kurkuma, Salz und Pfeffer nach Geschmack vermengen. Mischen Sie die Mischung gut und formen Sie zwei Burger. Erhitzen Sie in einer beschichteten Pfanne einen Schuss natives Olivenöl extra und braten Sie die vegetarischen Burger etwa 5 Minuten lang auf jeder Seite, bis sie goldbraun und gar sind.

Ernährungswerte:

Kalorien: ca. 400 kcal

Protein: ca. 30 g

Fett: ca. 15 g

Kohlenhydrate: ca. 20 g

GEGRILLTES RINDERFILET MIT GEGRILLTEM GEMÜSE

Zubereitungszeit: 20 Minuten

Kochzeit: 15 Minuten

Dosierung: 1 Person

Zutaten:

150 g Rinderfilet

200 g gemischtes Gemüse (z. B. Zucchini, Paprika, Auberginen)

1 Esslöffel natives Olivenöl extra

Frischer Rosmarin

Frischer Salbei

Salz und Pfeffer nach Geschmack

Vorbereitung:

Das Rinderfilet waschen und mit Küchenpapier gut trocknen. Das Rinderfilet von beiden Seiten salzen und pfeffern. Das gemischte Gemüse waschen und in Stücke schneiden. In einer beschichteten Pfanne das native Olivenöl extra erhitzen und das Gemüse auf jeder Seite einige Minuten grillen, bis es weich ist. Das Rinderfilet auf jeder Seite etwa 5 Minuten grillen, bis es braun und durchgegart ist. Das gegrillte Rinderfilet mit dem Grillgemüse servieren, garniert mit frischem Rosmarin und frischem Salbei.

Ernährungswerte:

Kalorien: ca. 450 kcal

Protein: ca. 50 g

Fett: ca. 20 g

Kohlenhydrate: ca. 5 g

GEMÜSEOMELET MIT HELLEM KÄSE

Zubereitungszeit: 20 Minuten

Kochzeit: 10 Minuten

Dosierung: 1 Person

Zutaten:

2 Eier

200 g gemischtes Gemüse (z. B. Zucchini, Paprika, Zwiebeln)

50 g geriebener heller Käse

1 Esslöffel natives Olivenöl extra

Frischer Basilikum

Salz und Pfeffer nach Geschmack

Vorbereitung:

Die Eier in einer Schüssel mit einer Prise Salz verquirlen. Das gemischte Gemüse waschen und in kleine Stücke schneiden. In einer beschichteten Pfanne das Olivenöl extra vergine erhitzen und das Gemüse einige Minuten anbraten, bis es zusammengefallen ist. Die geschlagenen Eier in die Pfanne geben und vorsichtig verrühren. Den geriebenen hellen Käse und das gehackte frische Basilikum hinzufügen. Kochen Sie das Omelett etwa 5 Minuten lang, bis es gar ist. Das Omelett halbieren und heiß servieren.

Ernährungswerte:

Kalorien: ca. 350 kcal

Protein: ca. 30 g

Fett: ca. 15 g

Kohlenhydrate: ca. 5 g

SEEBARSCH IN MIT
SAISONALES GEMÜSE

Zubereitungszeit: 30 Minuten

Kochzeit: 45 Minuten

Dosierung: 1 Person

Zutaten:

1 ganzer Wolfsbarsch mit einem Gewicht von ca. 500 g

1 kg grobes Salz

200 g Gemüse der Saison (z. B.

Tomaten, Zucchini, Kartoffeln)

1 Esslöffel natives Olivenöl extra

Gehackte frische Petersilie

Salz und Pfeffer nach Geschmack

Vorbereitung:

Den Backofen auf 200°C vorheizen. Den Wolfsbarsch waschen und mit Küchenpapier gut trocknen. In eine Backform eine Schicht grobes Salz geben. Legen Sie den Wolfsbarsch auf das Salzbett. Verteilen Sie das Gemüse der Saison rund um den Wolfsbarsch. Den Wolfsbarsch mit einer weiteren Schicht grobem Salz bedecken und die Ränder gut verschließen. Im Ofen etwa 45 Minuten backen. Die Pfanne aus dem Ofen nehmen und einige Minuten ruhen lassen. Brechen Sie die Salzkruste mit einem Löffel auf und entfernen Sie den Wolfsbarsch. Entfernen Sie die Haut und die Flossen des Wolfsbarsches. Das Wolfsbarschfleisch mit einer Gabel zerteilen. Den Wolfsbarsch mit einem Schuss nativem Olivenöl extra, gehackter frischer Petersilie, Salz und Pfeffer abschmecken. Den gesalzenen Wolfsbarsch mit Gemüse der Saison servieren. Ernährungswerte: Kalorien: ca. 500 kcal, Proteine: ca. 60 g Fett: ca. 15 g, Kohlenhydrate: ca. 5 g

HÄHNCHEN-SCALOPPINEN MIT PILZEN UND KARTOFFELPÜREE

Zubereitungszeit: 30 Minuten

Kochzeit: 20 Minuten

Dosierung: 1 Person

Zutaten:

150 g Hähnchenbrustscheiben

200 g gemischte Pilze

1/2 kleine Zwiebel

1 Knoblauchzehe

1 Esslöffel natives Olivenöl extra

Gehackte frische Petersilie

Salz und Pfeffer nach Geschmack

200 g Kartoffeln

Magermilch nach Geschmack

Vorbereitung:

Die Hähnchenbrustscheiben waschen und mit Küchenpapier gut trocknen. Die Hähnchenbrustscheiben von beiden Seiten salzen und pfeffern. In einer beschichteten Pfanne das native Olivenöl extra erhitzen und die gehackte Zwiebel und den gehackten Knoblauch einige Minuten anbraten, bis sie weich sind. Fügen Sie die gemischten Pilze hinzu und kochen Sie sie etwa 5 Minuten lang unter häufigem Rühren. Fügen Sie die Hähnchenbrustscheiben hinzu und braten Sie sie etwa 5 Minuten lang auf jeder Seite, bis sie goldbraun und gar sind. Bereiten Sie in der Zwischenzeit das Kartoffelpüree vor: Schälen Sie die Kartoffeln und schneiden Sie sie in Stücke.

Die Kartoffeln in kochendem Salzwasser etwa 15 Minuten kochen, bis sie weich sind. Die Kartoffeln mit einer Gabel zerdrücken und etwas Magermilch hinzufügen, bis eine cremige Masse entsteht. Servieren Sie die Hähnchenschnitzel mit Pilzen und dem Kartoffelpüree, garniert mit gehackter frischer Petersilie. Ernährungswerte:

Kalorien: ca. 550 kcal

Protein: ca. 50 g

Fett: ca. 20 g

Kohlenhydrate: ca. 30 g

PUTENBURGER MIT VOLLKORNBROT UND GEGRILLTEM GEMÜSE

Zubereitungszeit: 25 Minuten

Kochzeit: 20 Minuten

Dosierung: 1 Person

Zutaten:

150 g gehackter Truthahn

1 Vollkornsandwich

1/2 kleine Zwiebel

1 Tomate

1 Zucchini

1 Aubergine

1 Esslöffel natives Olivenöl extra

Gehackte frische Petersilie

Salz und Pfeffer nach Geschmack

Vorbereitung:

Zucchini und Aubergine waschen und in Scheiben schneiden. Die Zucchini- und Auberginenscheiben auf jeder Seite einige Minuten grillen, bis sie weich sind. In einer beschichteten Pfanne das native Olivenöl extra erhitzen und die gehackte Zwiebel einige Minuten anbraten, bis sie weich wird. Fügen Sie das Putenhackfleisch hinzu und kochen Sie es, indem Sie es etwa 5 Minuten lang mit einem Holzlöffel zerbröseln, bis es gebräunt ist. Die Putenmischung salzen und pfeffern. Das Vollkornsandwich erhitzen. Den Hamburger zusammenstellen: Etwas gehackte frische Petersilie auf dem Vollkornbrötchen verteilen, die Putenmischung, die Tomatenscheiben und die gegrillten Zucchini- und Auberginenscheiben hinzufügen. Schließen Sie das Sandwich und servieren Sie den Truthahnburger mit gegrilltem Gemüse. Ernährungswerte: Kalorien: ca. 450 kcal, Protein: ca. 40 g Fett: ca. 15 g, Kohlenhydrate: ca. 20 g

LACHSFILET MIT PISTAZIENKRUSTE MIT GANZEM COUSCOUS

Zubereitungszeit: 30 Minuten

Kochzeit: 25 Minuten

Dosierung: 1 Person

Zutaten:

150 g Lachsfilet

50 g gehackte Pistazien

2 Esslöffel Semmelbrösel

1 Esslöffel natives Olivenöl extra

Gehackte frische Petersilie

Salz und Pfeffer nach Geschmack

80 g Vollkorn-Couscous

Gemüsebrühe nach Geschmack

Vorbereitung:

Den Backofen auf 200°C vorheizen.

Das Lachsfilet waschen und mit Küchenpapier gut trocknen. In einer Schüssel die gehackten Pistazien, Semmelbrösel, natives Olivenöl extra, gehackte frische Petersilie, Salz und Pfeffer nach Geschmack vermischen. Die Pistazienmischung auf dem Lachsfilet verteilen. Das Lachsfilet mit Pistazienkruste auf einem mit Backpapier ausgelegten Backblech anrichten. Im Ofen etwa 20 Minuten backen, bis der Lachs gar ist und die Kruste goldbraun ist. In der Zwischenzeit das Vollkorn-Couscous zubereiten: Die Gemüsebrühe in einem Topf aufkochen. Vom Herd nehmen und das Vollkorn-Couscous hinzufügen. Decken Sie die Pfanne mit einem Tuch ab und lassen Sie sie etwa 5 Minuten ruhen. Den ganzen Couscous mit einer Gabel auflockern. Das Lachsfilet in der Pistazienkruste mit dem Vollkorn-Couscous servieren. Ernährungswerte: Kalorien: ca. 500 kcal, Proteine: ca. 45 g Fett: ca. 20 g, Kohlenhydrate: ca. 30 g

RINDERSTEAK MIT GEGRILLTEN PAPRIKA

Zubereitungszeit: 20 Minuten

Kochzeit: 20 Minuten

Dosierung: 1 Person

Zutaten:

150 g Rindersteak

2 Paprika

1 Esslöffel Öl

Natives Olivenöl extra

Frischer Rosmarin

Frischer Salbei

Salz und Pfeffer nach Geschmack

Vorbereitung:

Das Rindersteak waschen und mit Küchenpapier gut trocknen. Das Rindersteak von beiden Seiten salzen und pfeffern. Die Paprika waschen und in Scheiben schneiden. Das Lendensteak auf jeder Seite etwa 5 Minuten grillen, bis es gar ist. Die Paprika etwa 10 Minuten grillen, bis sie weich sind. Servieren Sie das Lendensteak mit den gegrillten Paprikaschoten, garniert mit frischem Rosmarin und frischem Salbei.

Ernährungswerte:

Kalorien: ca. 450 kcal

Protein: ca. 50 g

Fett: ca. 20 g

Kohlenhydrate: ca. 5 g

AUBERGINENRÖLLCHEN MIT GEMÜSE UND HELLEM KÄSE

Zubereitungszeit: 30 Minuten

Kochzeit: 20 Minuten

Dosierung: 1 Person

Zutaten:

1 Aubergine

100 g Zucchini

50 g geriebener heller Käse

1 Esslöffel Öl

Natives Olivenöl extra

Frischer Basilikum

Salz und Pfeffer nach Geschmack

Vorbereitung:

Die Aubergine waschen und in dünne Scheiben schneiden. Die Auberginenscheiben auf jeder Seite einige Minuten grillen, bis sie weich sind. Die Zucchini waschen und in Streifen schneiden. In einer beschichteten Pfanne das native Olivenöl extra erhitzen und die Zucchini einige Minuten braten, bis sie weich sind. Den geriebenen hellen Käse und das gehackte frische Basilikum dazugeben und gut vermischen. Auf jede gegrillte Auberginenscheibe einen Löffel der Zucchini-Käse-Mischung geben. Die Auberginenscheiben zu Rollen formen. Die Auberginenröllchen mit Gemüse und hellem Käse servieren. Ernährungswerte:

Kalorien: ca. 350 kcal, Protein: ca. 30 g

Fett: ca. 15 g, Kohlenhydrate: ca. 5 g

RINDFLEISCHSCHEIBEN MIT GEMISCHTEM SALAT UND GEWÜRZTEN TOMATEN

Zubereitungszeit: 20 Minuten

Kochzeit: 15 Minuten

Dosierung: 1 Person

Zutaten:

200 g geschnittenes Rindfleisch

100 g gemischter Salat

(Salat, Rucola, Baldrian)

10 Kirschtomaten

1 Esslöffel natives Olivenöl extra

Balsamico-Essig nach Geschmack

Salz und Pfeffer nach Geschmack

Vorbereitung:

Grillen Sie das Rindersteak etwa 5 Minuten pro Seite, bis es Ihren Wünschen entspricht. Den gemischten Salat waschen und in Stücke schneiden. Die Kirschtomaten waschen und halbieren. Den gemischten Salat in einer Schüssel mit nativem Olivenöl extra, Balsamico-Essig, Salz und Pfeffer abschmecken. Den gemischten Salat auf einem Servierteller anrichten. Das Rindersteak in Scheiben schneiden und über dem Salat anrichten. Mit den gewürzten Kirschtomaten dekorieren.

Ernährungswerte:

Kalorien: ca. 500 kcal

Protein: ca. 60 g

Fett: ca. 20 g

Kohlenhydrate: ca. 5 g

SCHWERTFISCH MIT ZITRONE MIT BULGUR UND GEMÜSE

Zubereitungszeit: 30 Minuten

Kochzeit: 20 Minuten

Dosierung: 1 Person

Zutaten:

200 g Schwertfisch

80 g Bulgur

100 g gemischtes Gemüse (z. B. Zucchini, Paprika, Zwiebeln)

1 Esslöffel natives Olivenöl extra

Saft von 1 Zitrone

Gehackte frische Petersilie

Salz und Pfeffer nach Geschmack

Vorbereitung:

Den Bulgur in kochendem Salzwasser etwa 15 Minuten kochen, bis er weich ist. Den Schwertfisch waschen und in Scheiben schneiden. Das gemischte Gemüse waschen und in kleine Stücke schneiden. In einer beschichteten Pfanne das Olivenöl extra vergine erhitzen und das Gemüse einige Minuten anbraten, bis es zusammengefallen ist. Fügen Sie die Schwertfischsteaks hinzu und braten Sie sie auf jeder Seite etwa 5 Minuten lang, bis sie gar sind. Den Zitronensaft hinzufügen und eine weitere Minute kochen lassen. Den Bulgur abgießen und zum Gemüse und Schwertfisch geben. Mit gehackter frischer Petersilie, Salz und Pfeffer abschmecken. **Ernährungswerte:**

Kalorien: ca. 450 kcal

Protein: ca. 50 g

Fett: ca. 15 g

Kohlenhydrate: ca. 20 g

BEILAGEN REZEPTE

GURKEN-TOMATEN-SALAT MIT APFELESSIG UND AROMATISCHEN KRÄUTERN

Zubereitungszeit: 15 Minuten

Kochzeit: -

Dosierung: 1 Person

Zutaten:

1 mittelgroße Gurke

1 mittelgroße Tomate

1 Esslöffel natives Olivenöl extra

1 Esslöffel Apfelessig

1/2 Teelöffel getrockneter Oregano

1/4 Teelöffel getrockneter Thymian

Salz und Pfeffer nach Geschmack

Vorbereitung:

Gurke und Tomate waschen. Die Gurke in dünne Scheiben und die Tomate in Würfel schneiden. In einer Schüssel Gurke, Tomate, natives Olivenöl extra, Apfelessig, getrockneten Oregano, getrockneten Thymian, Salz und Pfeffer nach Geschmack vermischen. Den frischen Gurken-Tomaten-Salat servieren.

Ernährungswerte:

Kalorien: ca. 150 kcal

Protein: ca. 2 g

Fett: ca. 10 g

Kohlenhydrate: ca. 5 g

GEGRILLTER SPARGEL MIT OLIVENÖL UND SCHWARZEM PFEFFER

Zubereitungszeit: 10 Minuten

Kochzeit: 10 Minuten

Dosierung: 1 Person

Zutaten:

150 g Spargel

1 Esslöffel Öl

Natives Olivenöl extra

Schwarzer Pfeffer nach Geschmack

Vorbereitung:

Den Spargel waschen und das harte Ende abschneiden. Den Spargel unter häufigem Wenden etwa 10 Minuten grillen, bis er weich ist. Den gegrillten Spargel mit nativem Olivenöl extra und schwarzem Pfeffer abschmecken. Den gegrillten Spargel heiß servieren.

Ernährungswerte:

Kalorien: ca. 100 kcal

Protein: ca. 3 g

Fett: ca. 8 g

Kohlenhydrate: ca. 3 g

SAUTIERTE CHAMPIGNONS-PILZE MIT KNOBLAUCH UND PETERSILIE

Zubereitungszeit: 15 Minuten

Kochzeit: 10 Minuten

Dosierung: 1 Person

Zutaten:

200 g Champignons

1 Knoblauchzehe

1 Esslöffel Öl

Natives Olivenöl extra

Gehackte frische Petersilie

Salz und Pfeffer nach Geschmack

Vorbereitung:

Die Champignons waschen und in Scheiben schneiden. In einer beschichteten Pfanne das native Olivenöl extra erhitzen und den gehackten Knoblauch eine Minute lang anbraten. Fügen Sie die Champignons hinzu und kochen Sie sie unter häufigem Rühren etwa 10 Minuten lang, bis sie weich sind. Die sautierten Champignons mit gehackter frischer Petersilie, Salz und Pfeffer abschmecken. Die sautierten Champignons heiß servieren.

Ernährungswerte:

Kalorien: ca. 150 kcal

Protein: ca. 3 g

Fett: ca. 10 g

Kohlenhydrate: ca. 5 g

GEGRILLTE ZUCCHINI MIT PAPRIKA UND ZWIEBELN

Zubereitungszeit: 20 Minuten

Kochzeit: 20 Minuten

Dosierung: 1 Person

Zutaten:

1 mittelgroße Zucchini

1/2 Paprika

1/2 Zwiebel

1 Esslöffel Öl

Natives Olivenöl extra

Getrockneter Oregano nach Geschmack

Salz und Pfeffer nach Geschmack

Vorbereitung:

Zucchini, Paprika und Zwiebel waschen. Die Zucchini in Scheiben, die Paprika in Streifen und die Zwiebel in Ringe schneiden. Das Gemüse auf jeder Seite etwa 10 Minuten grillen, bis es weich ist. Das gegrillte Gemüse mit nativem Olivenöl extra, getrocknetem Oregano, Salz und Pfeffer abschmecken. Das gegrillte Gemüse heiß servieren.

Ernährungswerte:

Kalorien: ca. 150 kcal

Protein: ca. 2 g

Fett: ca. 10 g

Kohlenhydrate: ca. 5 g

GEBACKENE AUBERGINEN MIT TOMATEN BASILIKUM-SAUCE

Zubereitungszeit: 30 Minuten

Kochzeit: 30 Minuten

Dosierung: 1 Person

Zutaten:

1 mittelgroße Aubergine

200 g Tomatensauce

Frischer Basilikum

Extra natives Olivenöl nach Geschmack

Salz und Pfeffer nach Geschmack

Vorbereitung:

Den Backofen auf 180°C vorheizen. Die Aubergine waschen und in Scheiben schneiden. Die Auberginenscheiben auf einem mit Backpapier ausgelegten Backblech anrichten. Die Auberginen mit nativem Olivenöl extra, Salz und Pfeffer abschmecken. Die Tomatensauce über die Auberginen gießen. Im Ofen etwa 30 Minuten backen, bis die Auberginen weich sind. Mit frischen Basilikumblättern garnieren. Servieren Sie die gebackenen Auberginen mit heißer Tomaten-Basilikum-Sauce.

Ernährungswerte:

Kalorien: ca. 250 kcal

Protein: ca. 8 g

Fett: ca. 15 g

Kohlenhydrate: ca. 10 g

GEMISCHTER SALAT MIT CHICORE, SALAT, RUCOLA UND GERIEBENEN KAROTTEN

Zubereitungszeit: 10 Minuten

Kochzeit: -

Dosierung: 1 Person

Zutaten:

50 g Chicore

50 g Salat

30 g Rucola

1 mittelgroße Karotte

1 Esslöffel Öl

Natives Olivenöl extra

Zitronensaft nach Geschmack

Salz und Pfeffer nach Geschmack

Vorbereitung:

Chicore, Salat und Rucola waschen. Den Chicore in Streifen und den Salat in Blätter schneiden. Reiben Sie die Karotte. In einer Schüssel Chicore, Salat, Rucola, geriebene Karotte, natives Olivenöl extra, Zitronensaft, Salz und Pfeffer nach Geschmack vermischen. Zu dem Grillgemüse können Sie noch weiteres Gemüse Ihrer Wahl hinzufügen, zum Beispiel Tomaten oder Pilze.

Den frischen gemischten Salat servieren.

Ernährungswerte:

Kalorien: ca. 100 kcal

Protein: ca. 3 g

Fett: ca. 5 g

Kohlenhydrate: ca. 5 g

KALTER QUINOA MIT PAPRIKA, TOMATEN UND SCHWARZE OLIVEN

Zubereitungszeit: 20 Minuten

Kochzeit: 15 Minuten

Dosierung: 1 Person

Zutaten:

80 g Quinoa

1/2 Paprika

10 Kirschtomaten

10 schwarze Oliven

1 Esslöffel Öl

Natives Olivenöl extra

Getrockneter Oregano nach Geschmack

Salz und Pfeffer nach Geschmack

Vorbereitung:

Den Quinoa in kochendem Salzwasser etwa 15 Minuten kochen, bis er gar ist. Die Paprika waschen und in kleine Stücke schneiden. Die Kirschtomaten waschen und halbieren. Den Quinoa abtropfen lassen und mit nativem Olivenöl extra, Salz und Pfeffer abschmecken. Paprika, Kirschtomaten und schwarze Oliven zum Quinoa geben. Gut vermischen und vor dem Servieren mindestens 30 Minuten im Kühlschrank ruhen lassen.

Ernährungswerte:

Kalorien: ca. 350 kcal

Protein: ca. 15 g

Fett: ca. 15 g

Kohlenhydrate: ca. 30 g

GEBACKENE SÜSSKARTOFFELN MIT ROSMARIN UND KNOBLAUCH

Zubereitungszeit: 15 Minuten

Kochzeit: 45 Minuten

Dosierung: 1 Person

Zutaten:

1 mittelgroße Süßkartoffel

1 Knoblauchzehe

1 Zweig Rosmarin

1 Esslöffel Öl

Natives Olivenöl extra

Salz und Pfeffer nach Geschmack

Vorbereitung:

Den Backofen auf 200°C vorheizen. Die Süßkartoffel waschen und schälen. Die Süßkartoffel in etwa 1 cm dicke Scheiben schneiden. Die Süßkartoffelscheiben auf einem mit Backpapier ausgelegten Backblech anrichten. Die Süßkartoffeln mit nativem Olivenöl extra, Salz und Pfeffer abschmecken. Den gehackten Knoblauch und den Rosmarinzweig hinzufügen. Etwa 45 Minuten backen, bis die Süßkartoffeln weich sind.

Ernährungswerte:

Kalorien: ca. 200 kcal

Protein: ca. 2 g

Fett: ca. 10 g

Kohlenhydrate: ca. 30 g

ZUCCHINI-FLAN MIT RICOTTA UND EIERN

Zubereitungszeit: 20 Minuten

Kochzeit: 30 Minuten

Dosierung: 1 Person

Zutaten:

200 g Zucchini

100 g Ricotta

2 Eier

2 Esslöffel

geriebener Parmesankäse

Salz und Pfeffer nach Geschmack

Vorbereitung:

Zucchini waschen und reiben. In einer Schüssel geriebene Zucchini, Ricotta, Eier, geriebenen Parmesan, Salz und Pfeffer nach Geschmack vermischen. Die Masse auf ein mit Backpapier ausgelegtes Backblech gießen. Im Ofen bei 180 °C etwa 30 Minuten backen, bis der Flan goldbraun ist. Sie können dem kalten Quinoa weitere Zutaten Ihrer Wahl hinzufügen, beispielsweise Feta, Mais oder Kichererbsen. Für gebackene Süßkartoffeln können Sie auch eine andere Kräutersorte verwenden, beispielsweise Thymian oder Salbei. Wenn Sie möchten, können Sie den Zucchini-Flan in einer Pfanne bei schwacher Hitze etwa 20 Minuten lang kochen.

Kalorien: ca. 250 kcal

Protein: ca. 20 g

Fett: ca. 15 g

Kohlenhydrate: ca. 5 g

GANZES-COUSCOUS MIT GEGRILLTEM GEMÜSE UND FRISCHER MINZE

Zubereitungszeit: 20 Minuten

Kochzeit: 10 Minuten

Dosierung: 1 Person

Zutaten:

80 g Vollkorn-Couscous

1 mittelgroße Zucchini

1/2 Paprika

1 rote Zwiebel

1 Esslöffel Öl

Natives Olivenöl extra

Frische Minze nach Geschmack

Salz und Pfeffer nach Geschmack

Vorbereitung:

Den Vollkorn-Couscous in kochendem Salzwasser etwa 10 Minuten kochen, bis er gar ist. Zucchini, Paprika und rote Zwiebel waschen. Die Zucchini in Scheiben, die Paprika in Streifen und die Zwiebel in Ringe schneiden. Das Gemüse auf jeder Seite etwa 10 Minuten grillen, bis es weich ist. Den Vollkorn-Couscous abtropfen lassen und mit nativem Olivenöl extra, Salz und Pfeffer abschmecken. Das gegrillte Gemüse zum Couscous geben und gut vermischen. Mit frischen Minzblättern garnieren. Servieren Sie das Vollkorn-Couscous mit gegrilltem Gemüse und warmer frischer Minze.

Ernährungswerte:

Kalorien: ca. 350 kcal

Protein: ca. 15 g

Fett: ca. 15 g

Kohlenhydrate: ca. 30 g

GEBACKENE KARTOFFELN MIT ROSMARIN UND KNOBLAUCH

Zubereitungszeit: 15 Minuten

Kochzeit: 45 Minuten

Dosierung: 1 Person

Zutaten:

1 mittelgroße Kartoffel

1 Knoblauchzehe

1 Zwcig Rosmarin

1 Esslöffel Öl

Natives Olivenöl extra

Salz und Pfeffer nach Geschmack

Vorbereitung:

Den Backofen auf 200°C vorheizen. Die Kartoffel waschen und schälen. Die Kartoffel in etwa 1 cm dicke Scheiben schneiden. Die Kartoffelscheiben auf einem mit Backpapier ausgelegten Backblech anrichten. Die Kartoffeln mit nativem Olivenöl extra, Salz und Pfeffer abschmecken. Den gehackten Knoblauch und den Rosmarinzweig hinzufügen. Im Ofen etwa 45 Minuten backen, bis die Kartoffeln weich sind.

Ernährungswerte:

Kalorien: ca. 200 kcal

Protein: ca. 2 g

Fett: ca. 10 g

Kohlenhydrate: ca. 30 g

GEMISCHTES GEMÜSEOMELETT MIT SPINAT, TOMATEN UND ZUCCHINI

Zubereitungszeit: 20 Minuten

Kochzeit: 15 Minuten

Dosierung: 1 Person

Zutaten:

2 Eier

50 g Spinat

5 Kirschtomaten

1/2 Zucchini

1 Esslöffel Öl

Natives Olivenöl extra

Salz und Pfeffer nach Geschmack

Vorbereitung:

Spinat, Kirschtomaten und Zucchini waschen. Die gehackten Zucchini in einer beschichteten Pfanne mit einem Löffel nativem Olivenöl extra einige Minuten anbraten. Den Spinat hinzufügen und eine weitere Minute kochen, bis er zusammenfällt. Die halbierten Kirschtomaten dazugeben und eine Minute kochen lassen. In einer Schüssel die Eier mit einer Prise Salz und Pfeffer verquirlen. Die Eiermischung mit dem Gemüse in die Pfanne geben und bei schwacher Hitze etwa 10 Minuten kochen lassen, bis das Omelett gar ist. Das Omelett halbieren und heiß servieren.

Ernährungswerte:

Kalorien: ca. 250 kcal

Protein: ca. 20 g

Fett: ca. 15 g

Kohlenhydrate: ca. 5 g

SCHLUSSFOLGERUNG

Zum Abschluss unserer gemeinsamen Reise durch die Dukan-Diät 2025 hoffe ich aufrichtig, dass Sie Inspiration, Motivation und vor allem greifbare Ergebnisse auf Ihrem Weg zu Wohlbefinden und Ihrem Wunschgewicht gefunden haben. Ich lade Sie herzlich ein, Ihre Erfahrungen und Ihr Feedback dazu zu teilen dieses Buch. Rezensionen sind von entscheidender Bedeutung, um anderen Lesern dabei zu helfen, den Wert dieses Programms zu erkennen, und um die Arbeit des Autors zu unterstützen. Wenn Ihnen das Buch gefallen hat und es einen positiven Einfluss auf Ihr Leben hatte, wäre ich äußerst dankbar, wenn Sie sich ein paar Minuten Zeit nehmen könnten, um eine Rezension zu hinterlassen. Ihre Meinung ist wichtig und kann einen Unterschied für diejenigen machen, die zuverlässige Beratung auf ihrem Weg zu Gesundheit und Wohlbefinden suchen.

Vielen Dank, dass Sie diesen Seiten Ihre Zeit und Aufmerksamkeit widmen und ein aufrichtiges Interesse daran zeigen, Ihre Gesundheit zu verstehen und zu verbessern. Ihre Worte könnten ein Leitfaden für andere Wellness-Suchende sein, die diesen Weg einschlagen. Ich danke Ihnen zutiefst, dass Sie sich für die Dukan-Diät 2025 entschieden haben. Vielen Dank, dass Sie sich entschieden haben, mich auf dieser Reise zu begleiten und in Ihre Gesundheit und Ihr Wohlbefinden zu investieren. Ich wünsche Ihnen viel Erfolg und Glück auf Ihrem weiteren Weg. Mit Dankbarkeit,

KLARLOCK

www.ingramcontent.com/pod-product-compliance
Lightning Source LLC
Chambersburg PA
CBHW061030250726
48653CB00001B/30